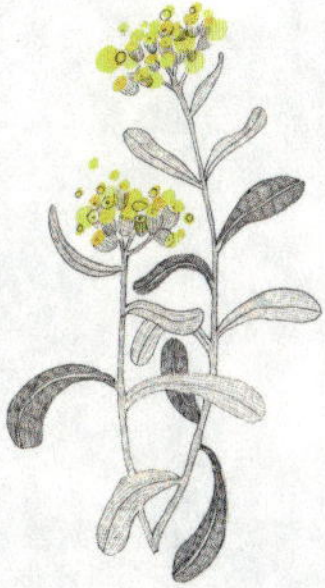

いのちのやくそく

なんのためにうまれるの？

池川明
上田サトシ

センジュ出版

いのちのやくそく

なんのためにうまれるの?

池川明
上田サトシ

「さっきの秘密をいおうかね。なに、なんでもないことだよ。心で見なくちゃ、ものごとはよく見えないってことさ。かんじんなことは、目に見えないんだよ」

(『星の王子さま』サン＝テグジュペリ作／内藤濯訳より　1953年　岩波書店)

目次

第1部　「赤ちゃんの声」　池川明

第2部 「ママのしずけさ」 上田サトシ

第1部

「赤ちゃんの声」

池川明

1章　いのちがうまれるとき

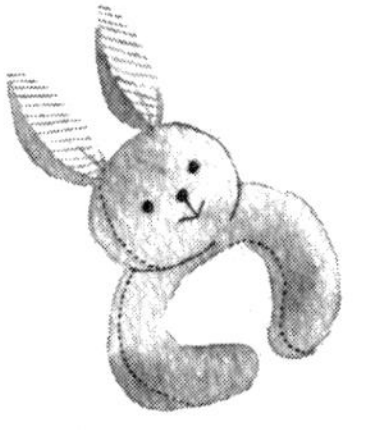

わたしはお産をやるのが、だんだん楽しくなってきました。

それまで医者として、無事に子どもを産んでもらわなければならないという義務感だけでやっていて、それが辛かった。ですが、赤ちゃんたちもいろんな使命を持って生まれてくると思うと、いのちへの期待が高まるのです。

胎内記憶との出逢い

ふと小さな子どもが、自分がお母さんのお腹の中にいたときのことを話すことがあります。それが、「胎内記憶」です。

わたしは、産婦人科医として数々のお産に日々立ち会うかたわら、赤ちゃんがお母さんのお腹の中にいた記憶、この「胎内記憶」の研究をライフワークにしています。

というのも、まだ生まれてくる前の赤ちゃんに記憶があるとしたら、妊娠、出産、子育てに大きなヒントを与えてくれるのではないかと考えたからです。

「胎内記憶」がどういうものなのか知るときに、かなり影響を受けたのが飯田史彦さんの著書『生きがいの創造』（ＰＨＰ研究所）でした。

その中には、退行催眠（ヒプノセラピー）から得られた情報によるお母さんのお腹の中にいたころの赤ちゃんの記憶が、子どもの言葉でとてもリアルに描写されています。おもしろいなぁとは思ったものの、本を一冊読んだだけではにわかに信じられず、最後に載っていた参考文献を、手に入る分はすべて読みました。文献を読み進めるにつれて、「これは実際にある話なのではないか？」という思いは強くなるばかりです。

そこで、自分の医院のスタッフにも聞いてみました。

「子どもって、生まれてくるときの記憶があるらしいよ」

すると、そのスタッフからはあっさりと、

「ありますよ」

という肯定の言葉が返ってきたのでした。

医院の助産師さんの甥《おい》っ子は、

「お母さんのお腹の中は暗くて気持ちよくて、その中で寝てたよ」

と言ったことがあるそうです。

それを聞いた看護助手さんは、お孫さんが小学1年生のときに書いた作文があまりに変なので、娘さんが学校に呼ばれたことがあるという話をしてくれました。後日、その作文のコピーを見せてもらったのですが、そこには『お腹の中にいたとき、包丁が刺さって、足をつかまれて引きずり出された』ということが書いてあったのです。その子は帝王切開で生まれたそうで、包丁というのはメスのことを言っているのだと思われます。また、逆子だったということですから、足をつかまれたというのも納得できます。

医学の世界では、胎児も新生児も記憶力が未発達な、無力な存在とされています。ところがこの子はお腹の中にいたときのことを覚えていて、作文にまでしているのです。

文字になった〝証拠〟を目にしてしまったあとは、わたしはすっかり夢中になってしまい、妊婦健診にいらっしゃる、上のお子さんを持つお母さんに、片っ端から聞いて回りました。

すると、「うちの子はこう言っていた」という話がポロポロと集まってくるようになりました。

こうして聞いた話をアンケートとしてまとめて、医師会の小さな学会などで発表していたのですが、２００１年に、朝日新聞がこのことを取り上げてくれたのがきっかけで大きな転機が訪れたのでした。

朝日新聞厚生文化事業団からの依頼で、長野県諏訪市で毎年行なわれている朝日夏季保育大学というイベントでの講演をきっかけに、諏訪市と塩尻市の保育園で胎内記憶に関する大規模なアンケートを取ることができたのです。

結果的に合計３６０１名のうち、およそ45%の１６２０名もの回答を集めることができました。その中で、胎内記憶がある子どもは33%、生まれたときの記憶がある子どもは21%いることがわかりました。

このことをきっかけに、わたしの胎内記憶の研究が一気に進んだのです。

しかも、当時読んでいた退行催眠の本によると、胎内の記憶というのは、ポジティブな記憶より、ネガティブな記憶がかなり多く見られました。たとえば、「お母さんがこんなことを言っていて嫌だった」とか、「こんなことをされたからお母さんが嫌い……」とか、そんな話がいっぱい出てきます。

そして、大きな衝撃を受けたのは、「生まれたときに手荒に扱われて、医者を殴ろうと思った」というもの……。それを読んだときに、わたしは「あ、まずい」と思いました。赤ちゃんがお母さんのお腹の中にいるときに、本当にこんな意識を持っていたとしたら、何人の人がわたしを殴りたいと思っているのだろう、と。

そう思ったとき、それまでの自分が手がけたお産について、取り上げてきた赤ちゃんについて、反省と後悔の思いが一気に込み上げてきました。これからは、お母さんだけでなく、赤ちゃんにも、赤ちゃんにこそ、喜ばれるお産にしたい――。自分の仕事の意義が大きく変わることになったのです。

ちょうど、自分の医院で出血多量で救急搬送しなくてはならない出産が3人ほど立て続けに起こり、その辛さから、産科をやめようかと思っていた時期でした。わたしはこのとき、思ったのです。赤ちゃんに意識があるとしたら、生まれ方を決めているのは、赤ちゃん自身なのかもしれない、と。

その退行催眠の本の中には、大ヒットした「千の風になって」に非常によく似たエピソードが登場します。

それはアメリカで、わずか5歳の我が子を白血病で亡くしたお母さんの話です。お母さんがお墓の前で泣いていると、亡くなった子が後ろからそれを見て「お母さん泣かないで、僕はそこにいないよ」と語りかける。あの詩どおりですよね。メッセージはこう続きます。

「僕は5年間だけだけど、すごく楽しかった一生を送ったよ。お母さんが悲しむのを見るのが悲しい。だから、笑って」

これを読んで、お産で赤ちゃんを亡くすのはいけないことなのだろうか、死産を選んでいる子もいるのかもしれない、と思ったのです。もちろん、死産や幼くして子どもを亡くすというのは耐えがたいことです。でも、そう考えることによって、自分自身が楽になったのも事実でした。

それまで出産で何か問題が起こったときは、医者が赤ちゃんを助けるものだと思っていましたから、いろいろな処置を施してきました。無事に生まれなかったらどうしようという恐怖が、わたしにあったからです。いま思えば、やりすぎていたこともあるかもしれません。

しかし、赤ちゃんに意思があって、「こういう生まれ方をしたいから、余計なことはしないでほしい」と考えているのだとしたら、医者が余計な手出しをするのは、よくないのではないか。

無責任に聞こえるかもしれませんが、いのちというのは、私たち医者が介入すれば助かるというものではないと思うのです。医者が助けるという考え自体が、もしかしたら傲慢《ごうまん》なのかもしれません。

そこで、「じゃあ、この子たちにできることを任せてみよう」と、生まれてくる子の意思を尊重するようになったところ、パタッと救急搬送がなくなったのです。

その後、しばらくしてから救急車を呼んだある日、顔見知りの救急隊員から「最近、先生の医院から救急搬送の要請が来ないけど、どこか他の病院に送ってるの？」と聞かれ、「いいえ、送ってないですよ」と答えました。そこで気がついたのですが、わたしが生まれてくる赤ちゃんの意思に任せてみようと決めたころから、2年も経《た》っていました。それまでは月に1回は救急車のお世話になっていたので、つまり激減と言えるでしょう。

死産や障がいが残りそうなトラブルなど、自分が怖いと思ってあれこれと手を出すと、こじれることが多いものです。一方、何があっても赤ちゃんに任せる覚悟をするとトラブルが少なくなるということを、実体験から学ぶことができた出来事でした。

わたしはお産をやるのが、だんだん楽しくなってきました。

それまで医者として、無事に子どもを産んでもらわなければならないという義務感だけでやっていて、それが辛かった。ですが、赤ちゃんたちもいろんな使命を持って生まれてくると思うと、いのちへの期待が高まるのです。

「この子はきっと、何か大きなことをやってくれるのかもしれない」

「もしかするとこの子たちのひとりでも、日本や世界を変える人が出るかもしれない」

と、そんな気持ちになりました。

いろいろな出産に立ち会っていると、お母さんやお子さんが、こちらにスムーズな出産を教えてあげようという気持ちで関わってくれているんじゃないかと思うこともあります。じつのところは「この医者を鍛えなきゃいけないな」と思って来てくれているんだろうなと、そんな気がしますけど（笑）。

医者は一生懸命治しているつもりが、じつは患者さんや赤ちゃんに関わらせてもらうことで、いろいろなことを教えてもらっているんだということになるかもしれません。自分の持てる技術で手に余ることなく、少し頑張れば無事なお産を導くことができる、そんなお母さんたちがわたしと出会ってくださったおかげで、自分の中のお産がだんだんと積み上がってくるような印象です。これは一生をかけた、ライフレッスンなんだなと。

産婦人科医は妊婦さんを通して、会社員は仕事を通して、先生は生徒を通して、親は子を通して、自分の人生の勉強をしているんだという気がします。乗り越えられないことは基本的にはやってきません。すべて乗り越えられることしか起きない、これはいまの時点で確信していることです。

生まれ方にも赤ちゃんの意思がある

赤ちゃんに意識があるのなら、死産や障がいを持って生まれてくる子どもにむやみに手を出すのは間違っているのかもしれない。それより、赤ちゃんがそうしようとした気持ちを、お母さんと一緒に振り返ったり考えたりすることのほうが大切なのではないかと思うようになりました。

ほぼ同時期、赤ちゃんと話ができる人とつながりを持つことができたため、そういう人たちに手伝ってもらいながら、わたしは赤ちゃんから彼らの世界観を聞き始めます。

わかってきたのは、大人と子どもでは世界観が真逆ということがよくあるということです。たとえば、大人がよかれと思ってやっていることに対して、子どもは「やめてほしい」と思っていたり、大人が、「こんな子育てをしてはいけない」とか「あんなこと言ってしまったけど、いけないことだったのかも」ということに対しては、「ぜんぜん平気だったよ」という意識を持っていたりするのです。

たとえば、吸引分娩《ぶんべん》。吸引分娩は脊椎《せきつい》がずれて歪《ゆが》むため、一般的にやらないほうがいいと言われていますが、生まれた後すぐに調整すると、すぐそのひずみは調整できるとされています。そのため私はあまり積極的には吸引をかけたくないのですが、それでも吸引分娩しなければならない状況になれば、せざるをえません。

あるときの出産で、赤ちゃんの心音がどんどん落ちて吸引をかけなくてはいけない状況に陥りました。そこで吸引をかけると、生まれてきた赤ちゃんがこちらをにらみつけているように見えたのです。まるで、「へたくそなお産だな」とでも言っているような、とても怒っている表情でした。ふつう、赤ちゃんは産声をあげてから5分ほどで泣き止みます。かなり辛い出産でも、安全なカンガルーケアをすれば長くて15〜30分ほどで泣き止みますが、その子は1時間も泣いていたんです。「この子、怒っているなぁ」と思うとともに、やっぱり吸引って嫌なことなんだとわかりました。

それからほどなくして、また吸引をかけなければいけない状況が訪れたときに、このことを思い出しました。そこで、そのときに習っていたダウジング

（※Ｐ50参照）を用いて、赤ちゃんに許可をもらおうと、とりあえず話しかけてみたのです。「赤ちゃん、吸引かけていいかなぁ」と。このときの赤ちゃんは「いいよ」と応じてくれたように感じました。お母さんにも吸引の確認をしましたが、苦しがっていて「いいから早く出せ！」とのことでしたので（冷汗）、赤ちゃんも言ってたしお母さんもＯＫだからいいだろうと吸引をかけたのです。そこで、「赤ちゃんはまた怒っているかもしれないな」と覚悟をしてお顔を見ると、今度はおだやかに「ありがとう」と言っているかのような表情をしています。

同じ吸引をかけるのでも、赤ちゃんの許可なく黙って引いた場合と、声をかけ、許可をもらって行なった場合とでこんなに違うなんて驚きでした。偶然だったのかもしれませんが、わたしの中ではその違いがはっきりわかりました。それからは、吸引分娩をする際には必ず話しかけるようになったのです。

この体験は、「話しかけるだけで、赤ちゃんにとって嫌な吸引もそれほど嫌でない記憶になる」というメッセージを教えてくれたような気がします。

また、帝王切開も同じです。帝王切開も、赤ちゃんが「帝王切開は嫌だ」と言っても行なわなければならない場合があります。そのときはどうしてもお腹を切らなきゃいけないからと説明してあげれば、赤ちゃんも納得するんだろうと思うのです。

こういうことも、赤ちゃんに意識があるという前提でないと意味がないところですが、わたしは大事なことだと考えています。

答えは赤ちゃんが知っている

ですから、出産時に限らず、お母さんも気になっていることがあるなら必ず、赤ちゃんに聞いてみるといいと思います。

ある妊婦さんの健診時です。エコーで性別を見ようとすると、そのお母さんと一緒に来ていた3歳くらいの女の子がこう言ったのです。

「これ、見られると恥ずかしいんだよ」

じつは、その子はわたし自身が性別を見た子だったのですが、ずっと手で隠していて、性別を見せないようにしていたのです。いま思うと、恥ずかしいから見せてくれなかったわけですね。そのあと、わたしが「見ちゃいけなかったの？」と驚いて聞いたところ、「でもお母さんが喜んでくれたからいいや」と口にします。性別を見られるのが恥ずかしい子もいるんだというのは、驚きの発見でした。

ところが、全員が恥ずかしいわけではないらしいのです。男の子の中に、まるでおちんちんを揺らすようにして、「見て見て！」って誇らしげに見せる子もいる。個性は、お腹の中にいる赤ちゃんのときから芽生えているようなのです。

これは、お子さんが生まれたあとも同じです。おむつを替えるのを見られるのが恥ずかしい子もいます。大人でも、そのときのことを覚えている人がいます。

ですから、お母さん、お父さんは、子どもの目線から見えている世界について知っておくと、子育てに役立つのではないかなと思います。

わたしたちは「子どものために」という「大人の目線」はたくさん持っていますが、赤ちゃんが大人に「こうしてほしい」と思っていることを知りません。でも、どの赤ちゃんもきちんと意思を持っているらしいということを知ってほしいのです。

胎内記憶の話を産婦人科医や小児科医の集まりで伝えても、反応は芳しくありません。すぐにエビデンス（科学的根拠）を求められます。子どもが話してくれたことが証拠になるはずですが、結局は信じてもらえないのです。それはきっと、科学という名のもとに、最初から信じる気持ちがないからなのだと思います。

でも、科学的に根拠があってもなくても、実際にお腹の中にいのちを宿しているお母さんたちさえ知っていてくれれば、それでいいのかな、というように最近思うようになりました。とくにマタニティ雑誌などで特集されると違和感なく受け入れられることが多く、また反響が大きいため、やはり妊婦さんには響く情報なのだなぁということがわかってきました。

いまでは、お母さんから広がって、出産を支える助産師さんの間でも興味を持ってくれる方が増えてきています。

とくに、妊娠中のお母さんは、赤ちゃんを育み、守るためにとてもデリケートな状態になっています。不安になったり、イライラしたり、いろいろな情報に振り回されて辛い状態に陥ってしまうことがあるかもしれません。

そんなときに赤ちゃんが生まれてくる前のことに思いを馳《は》せると、不安やイライラが解消され、おだやかな気持ちになるのです。

世の中には、「妊娠中は安静にしなさい」とか、「妊婦はこんなものを食べるべき」とか、「妊娠中にはこんな病気があります」とか、身体のことばかりを心配するような情報があふれていますが、わたしは、それよりもっと大事なことがあるのではないかと思うのです。

お腹の中の赤ちゃんにも、性格があり個性があります。お母さんには、お腹の中の我が子がどんな思いを抱いているのか、その子とどうやって関わっていくのか、妊娠中にはそんなことを意識してほしいのです。

もちろん、いまの医学では定められたガイドラインを無視するようなことはできません。でも、本来、妊娠出産はもっともっと豊かで神秘的で、いのちとつながる貴重なひとときです。

妊婦さんの不安を煽《あお》るかのようにするのではなく、そんな貴重なひとときを、心おだやかに過ごすヒントとして、お母さんたちにはお子さんの、ときには自分自身の「胎内記憶」について、思いをゆっくりとめぐらせていただきたいと思っています。

2章　そらのうえでおきていること

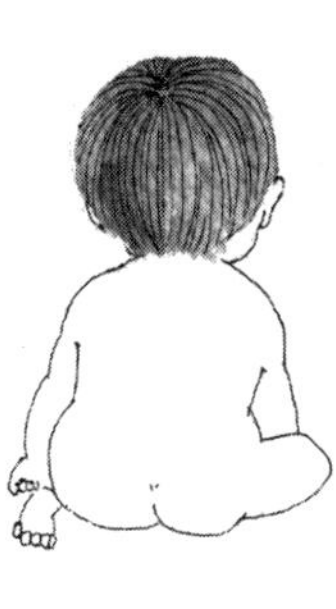

赤ちゃんは、生まれてきてお母さんと一緒に人生を歩むことで、自分ならお母さんを笑顔にできる、幸せにできると固く信じてこの世に降りてきます。

どの赤ちゃんもみんな、勇気と覚悟を持って、生まれてくるのです。

赤ちゃんはお母さんを選んでやってくる

わたしが胎内記憶や生まれる前の記憶を研究してきた中でもっとも印象に残っているエピソードに、「女優さんになりたいから、きれいなお母さんを選んで生まれてきた」というものがあります。

この子のお母さんは、オーケストラで楽器を演奏されている方で、たしかにいつも身ぎれいにされていたそうです。

ただ、お子さんはとても引っ込み思案で友だちもあまり多くはなく、お母さんとの関係もなんとなくよくなかった。そんな子がある日、子ども向けの教育番組を見て突然、「わたし、これに出たい」と言い出したというのです。お母さんは戸惑ったものの、お子さんの思いに触れ、芸能プロダクションのオーディションを受けさせることにしました。ところがオーディションでは、ふだん引っ込み思案だったその子がはつらつとしていて、その待ち時間に、生まれて初めて見せるようないきいきとした表情で、お母さんにこう言ったのだそうです。

「わたし、女優さんになりたいから、きれいなお母さんを選んで生まれてきたんだよ」

お母さんはそんな娘さんの様子を見て、「この子には人間としての意思と人格がちゃんとあるんだ」と気づき、子どもを改めて尊重するようになったのだとか。結果、親子の関係がとてもよくなったと言うのです。

実際にこの子はオーディションに合格してテレビに出演し、夢への一歩を歩み出すことになりました。

このエピソードからは、主にふたつのことが言えると思います。

ひとつは子どもを尊重することの大切さ。もうひとつは、生まれてくるお子さんたちが、ある目的を持って、それを叶《かな》えてくれるお母さんを選んで生まれてきているということです。

この記憶の話を聞くまで、わたしは赤ちゃんがお母さんを選んで生まれてくるなんて考えたこともありませんでした。お母さんのお腹の中にいるときの記憶があるだけでも驚きなのに、いのちが宿る前の、いわば〝たましい〟の状態の記憶を持っている子までいるのです。

当初は本当に驚きましたが、子どもたちに話を聞くうちに、こうした話はよくあることなんだということがわかってきました。

「雲の上では神さまと一緒にいたよ。上からお母さんを自分で決めて、神さまに言うの。神さまはダメとは言わないよ」

「ちいさな子どもがいっぱいいて、妖精みたいな人がお世話してくれているの。そこから見てて、どの家に行くか決めて降りていくんだよ」

「向こうの国には子どもたちがたくさんいて、『かわいいからあのママがいい』とか『やさしそうだからあのママにしようかな』とか、みんなで言っているんだ」

こうした話を、いくつも耳にすることになりました。

赤ちゃん自身がお母さんを選んで生まれてきてくれた――。

お母さんにとって、これ以上嬉《うれ》しいことはありませんよね。世界中に何億もいる人の中から自分を選んでくれて、生まれてきてくれたのですから！

お母さんを助けるために生まれてきたんだよ

でも、赤ちゃんが自由にお母さんを選べるのだとしたら、みんながお金持ちで恵まれた家庭に生まれてきてもよさそうなものです。それなのに、この地球上には戦争や紛争、貧困、災害、飢饉《ききん》などで苦しんでいる人たちも大勢います。

そんなところにも赤ちゃんは生まれてきます。

なぜなのでしょうか？

それはきっと、お母さんを助けてあげたいからなのではないかと、わたしは思うのです。

赤ちゃんは、生まれてきてお母さんと一緒に人生を歩むことで、自分ならお母さんを笑顔にできる、幸せにできると固く信じてこの世に降りてきます。どの赤ちゃんもみんな、勇気と覚悟を持って、生まれてくるのです。

胎内記憶を持つ子どもたちは、「人の役に立ちたい」という理由でお母さんを選ぶことがよくあります。

「嫌なことがたくさんあった人や、辛いことがたくさんあった人のところに、喜んでもらうために来たんだよ」

「お母さんが泣いていて寂しそうだったから、ぼくが来たら笑ってくれると思ったの」

ほんとうにいじらしくて、愛おしくなるような言葉ですよね。

妊娠中のお母さんは、赤ちゃんを守り、育むために非常にデリケートな状態になります。初産の人のみならず、いろいろな不安やストレスからイライラすることもあるでしょう。また、それを解消しようとして身体にいいと言われていることをあれこれ調べたり、胎教について勉強したり……中には、あまりの情報の多さに、いったいどうしたらいいの？　と戸惑ってしまっているお母さんもいるかもしれません。

でも、そんなときは不安やあふれる情報を気にせずに、お腹の中の赤ちゃんと向き合い、その声に耳を傾ける、そこに意識を集中させるということをぜひやっていただきたいのです。お腹の中の赤ちゃんに話しかけてみたり、もし出産に関して不安なことがあるのなら、「大丈夫かな？」と赤ちゃんの気持ちを聞いてみたり。

お腹の赤ちゃんはきっとあなたの声を聞いていますし、また自分の声を聞いてほしいとも思っているはずです。

心配しないで大丈夫

切迫早産の危険がある妊婦さんを診察したときのことです。妊娠34週でもうあと1週間で里帰り出産をするというような状況で、お腹が張るので薬を出してほしいということでした。

この薬というのはお腹の張りを止める作用があるのですが、副作用があり、大学病院に勤めていた時代に、使用した赤ちゃんが腸閉塞で亡くなってしまう事例がありました。そのことから、わたし自身はその薬にあまりいい印象を持っておらず、あまり使いたくないというのが本音でした。

お腹が張る理由はさまざまです。身体の冷えや動きすぎのほか、食べ物がよくないケース、また、身体や心の冷えから子宮の収縮が促されることもあります。わたしは、それらがないかどうかを聞いていきました。もし原因がわかって、そこを正せば済む話なら、薬はいらないわけです。でも、その方はどの理由も当てはまらず、お腹が張る原因がわからなかったのです。結局、薬を出すことにしました。

次の順番の方をお呼びしたところ、ベリーダンスの先生でした。

この先生は診察室に入るやいなや、「先生、さっき診察室から出てきた人の赤ちゃん、お母さんのことを、『お母さん』って言わないで、『この人』って言ってましたよ」と言うのです。当時のわたしは、赤ちゃんと話ができる人がいるということは知っていましたから、とくに違和感も感じずにこう返しました。

「へぇ、どういうことなんですか？　赤ちゃんがなぜそんなこと言うのか、理由も言ってましたか？」

そう聞くと、

「信じてくれないって言ってたんですよね。妊娠してからずっと、赤ちゃんはお母さんに『大丈夫だよ』って言ってるのに、流産するんじゃないかって心配してる。『流産なんかしないから大丈夫』って言っているのに、全然わかってくれないし、流産しない時期に入ったら今度は障がいがあるんじゃないかって。『そんなものないよ。大丈夫だから信じて』って言ってるのに、わかってくれないの、って」

つまり、生まれてもいないのに、生まれたあとの心配をしているお母さんに対して、不信感を持ってしまっていたのです。

「『だから、もうこのお母さんは嫌だから、出ていきたいの。でも、この薬飲まれると出ていけないし、呼吸も苦しくなるから。だからあなた、わたしの声が聞こえるならこの人に言ってやってよ』って言うんです」

と、教えてくれました。

でも、赤ちゃんと話せる人がいるということを知らない人に、「こんなこと言ってますよ」とは言えません。

そのお腹が張っていたお母さんには、次の健診でかろうじて、「赤ちゃんのこと信じてね」と言ったことを覚えています。おそらく、意味は伝わらなかったろうなと思いますが……。

それからわたしは「赤ちゃんはお腹でなんと言っているの?」と、そうした声を聞くことのできる人に尋ねるようになりました。

するとやはり、「信じて」という内容が圧倒的に多いのです。

病気や障がいを選んで生まれてくる子どもたち

病気や障がいを心配しているお母さんは少なくありません。ある意味、我が子に健康に生まれてきてほしいと思うのは、当然の親心ですよね。そして、もし子どもが治らないような障がいを持って生まれてきたら……治療が困難な病気になってしまったら……。「代われるものなら代わってあげたい」そんな気持ちを抱くのは、ふつうのことです。

でも、そう思うのは、病気や障がいを無意識のうちに「不幸なこと」「かわいそうなこと」と思っているからなのかもしれません。

赤ちゃんの中には、病気や障がいを持って生まれてくることを選んで生まれてくる子もいます。それさえも、自分自身で選んでいるのです。

なぜなのでしょうか？

子どもの中には、こういうことを言う子がいます。

「雲の上では、病気のある子になるか、元気な子になるか、自分で選んで生まれてくるんだよ」

「ぼくがお母さんのお腹に入るときに、すぐ隣に列があったの。あそこに並ぶ子たちはすごく勇気があるんだ。ぼくにはその勇気がなかった。あの子たちは、障がいがあって生まれることを選んだ子たちなんだ」

みずから障がいというハンディキャップを設定することで、より成長しようという意思を持って生まれてきた子たち。

たしかに、病気や障がいを持った子どもを育てることはとてもたいへんなことだと思います。でも、お母さんやお父さん、彼らと一緒に過ごす人たちは、いのちの意味や社会のあり方、本当のやさしさについて、ほかの人たちよりもたくさん学ぶことができる。障がいを持って生まれてくる子たちは、勇気ある子どもたちなのです。

子どもがそう決めて生まれてくるとしたら、生まれる前から、お母さんに「障がいを持っているかもしれない」なんて心配をされると、赤ちゃんとしては「ぼくは生まれちゃいけないのかな」と不安になってしまうことでしょう。「障がいがあってもいいんだよ、お母さん全部面倒見てあげるから」と思っていれば、赤ちゃんは安心して生まれてきます。赤ちゃんが自分で決めて生まれてくる以上、そういう心配をしてもしなくても結果が一緒だとしたら、深く悩まず明るくしているほうが子どもにはいい影響があるんだと、いつも思います。障がいの有無にかかわらず、お母さんの感情は直接お腹の中の赤ちゃんに影響しますから、お母さんが不安を抱きすぎていると、その子はおびえた子になってしまうのです。

では、どうしたらいいのかというと、できることはひとつ。お母さんには、１００％、赤ちゃんの決めてきたことを信じてもらいたいのです。

これは、お母さんが「こうだといいな」とイメージした理想の赤ちゃん像を信じるということではありません。生まれてこようとする赤ちゃんの選択を信じてほしいのです。

夫婦関係でも同様ですよね。もし、旦那さんが〝いい奥さん像〟を自分で勝手にイメージして、料理が下手だとか、掃除が下手だとか、いろいろ小言を言われたら嫌じゃないですか？「料理が下手でも、掃除が下手でも、それがわたし」と、まずはそのままを受け入れてほしいという気持ちは、だれしも同じなのです。

子育てもそうです。勉強ができたらいい子だし、お行儀がよかったらいい子。そうじゃない子はいけない子。そんなわけはないですよね。いいことと悪いことを親が判断して子どもを評価することは、子どものいのちを育むことにはなりません。子どもの選択を信じる、障がいを持っていればその障がいを選んだ子どもの意思ごと受け入れる、親が子どもを育てるというのは、すべて、信じることだけなんです。

とはいえ、これは、とても難しいことだと思います。病気や障がいのある子を育てるには辛いこともたくさんある。だけど子どもがもしそれをみずから選択して、「このお父さん、お母さんなら、障がいを受け入れて育ててくれる」と思い、わざわざ選んだのだと思ったら、どうでしょう。その子どもの信頼に応《こた》えるのも、親の役目かもしれません。

間違っても、「自分たちが何かいけないことをしたから、結果として病気や障がいを持った子に生まれてしまった」と思うことはやめてください。病気や障がいは親の因果のせいだと信じている人がじつは多いものです。そういうイメージを持っていたら、病気や障がいはいけないことだとなってしまう。

たしかに、こうした子どもたちに選ばれたお母さんたちの人生は、決して平坦ではないでしょう。世間の偏見はまだまだなくなりませんし、経済的支援も不十分です。こうした子の個性を受け入れ、大事にしてくれる学校や職場も限られています。ときには「産まないほうがよかったのではないか」と悩み苦しむ方もいるかもしれません。でも、「この子のおかげで出会えた仲間がいる」「この子のおかげで、人間として大きく成長できた」そう語ってくれるお母さん、お父さんがたくさんいらっしゃるのもまた、たしかな事実なのです。

3章　てんしのかいわ

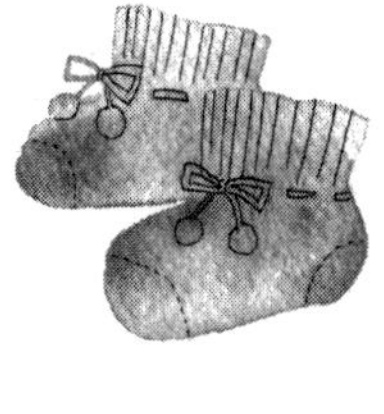

生まれる前の記憶がある小学生3人に話を聞いたときです。その小学生に
「しゃべってはいけないと言われているの？」と聞いたらこう言うのです。
「最近神さまがね、話しなさいって言うから、わたしは話しに来たんだよ」

お腹の中の赤ちゃんとの会話

お腹の中の赤ちゃんに記憶や意思があるということを知って、いちばん変わるのはやはりお母さん自身でしょう。わたしは妊婦さんたちに、「赤ちゃんはお腹の中にいるときのことをちゃんとわかっていますから、妊娠がわかったその日から、赤ちゃんに話しかけてくださいね」とお願いしています。

赤ちゃんとコミュニケーションを取るというのはとてもよいことで、「よく来てくれたね」と実際に言葉にすることでお母さん自身の喜びが増しますし、出産に不安があったり、育児に自信が持てない場合でも、赤ちゃんに相談するうちに母親としての実感がわいてきて、不安が少しずつ消化されていきます。そうすると自然とおだやかな気持ちでマタニティ期を過ごすことができますから、赤ちゃんにもポジティブな影響を与えることができるのです。

お母さんと赤ちゃんのコミュニケーションには、じつは科学的な根拠もあります。赤ちゃんとお母さんは胎盤とへその緒を介して、ヒトの情感に関わるホルモンや、脳内伝達物質を共有しているからです。幸せホルモンと呼ばれているオキシトシンや、充実感を伝えるドーパミン、心を落ち着かせるセロトニンなどが、赤ちゃんに伝わっているのです。

わたしはもともと、赤ちゃんと話をするときに「ダウジング」という方法を用いていました。これがなかなかおもしろいので、どういうものなのか、少しお話ししましょう。

ダウジングというのは、L字型の棒や振り子などを使って地下水脈や貴金属を見つけるための手法なのですが、この手法は探しものや、人の気持ちを読み取るのに応用することもできます。

もともとは、治療薬を決めるのに使いたいと思って習い始めたのが最初でしたが、次第に、赤ちゃんがいつお腹にやってくるかというのを感じ取るのに取り入れていきました。

最初は振り子などの道具を使っていたものの、練習を重ねるうちに道具を使わない方法の「デバイスレスダウジング」ができるようになりました。ちなみに、すでにお話しした吸引分娩の可否を赤ちゃんに問うときは、このデバイスレスダウジングを使っています。

不妊症の治療をしている方に、ダウジングを用いさせていただくこともありました。「2年後に来るみたいですよ」などと、得られた結果をお伝えすると結構当たるんです。とはいえ、わたしのもとに報告しに来る方は、当たった人だけですもんね（笑）。外れた人はいちいち言いに来ない。だから、私の中では100％近く当たっている、ということになっていますが（笑）。

ダウジングを教えていただいた師匠に言われたことに、「名だたるダウザーは世界中にいっぱいいる。その彼らに共通しているのは、自分の出した結果をそのまま信じないことなんだ」と言われたことがありました。

一度理性の中で考える、自分のフィルターを通すことで初めて自分の出した結果を信じる、と言うのです。

いま思えば、これは占いや、ちまたにあふれる妊婦さんや育児のための情報、さまざまな価値観にも当てはめられるのではないかと思っています。

いまの妊婦さんたちはほんとうにまじめで、赤ちゃんができると赤ちゃんのためにいいことをしてあげようとたくさんの情報を集め、一生懸命取り組もうとなさいます。ただ、これだけ膨大な情報に気軽にアクセスできる環境になると、ウソの情報にアスセスする機会もたくさんあります。中にはあなたのネガティブな感情を呼び起こす情報もあるでしょう。

育児書も同じで、１００％本の内容が正しいと信じ切っているお母さんもいらっしゃいます。信じるのはいいですが、そこからはずれるのはいけない、はずれているうちの子はおかしいという結論になってしまっては、本末転倒です。どうして本が間違っているかもしれないという結論にならないのか、不思議に思うことがあります。この本に書いていることと相反するけれど、うちの子はこのままでいい、そんなふうに思えるような育児があってもいいとわたしは思うのです。情報をうのみにすることを繰り返していると、現実とのギャップに何を信じていいのかわからなくなり、消耗してしまいますよね。

もしお母さんが自分の中のフィルターがわからなくなってしまったときには、お腹の赤ちゃんに聞いてみるのもいいじゃないか、とわたしは思うのです。

ここで、実際にどうやって赤ちゃんに聞くのか、その方法をご紹介しましょう。

わたしはこれをたましいと会話するという意味を込めて、「たまちゃんのワーク」と呼んでいます。

まず、両手のひらを水をすくうような形にして合わせてください。そして、その上に赤ちゃんのたましいが乗っていることをイメージします。たましいの形や大きさ、色や光の具合を自由にイメージします。このイメージは毎回違っても問題ありません。

最初に、赤ちゃんに話しかけることについて許可を取ります。「話しかけてもいいですか」と聞いて、「いいよ」という返事だったら、質問を開始してください。もし、「だめだよ」という返事なら、その理由を聞いてみましょう。赤ちゃんが寝ている場合は「だめだよ」と返ってくることもあるようです。

返事はすぐ戻ってくることが多いようです。言葉だけでなく、手が温かくなったり、風が当たったように感じたりする人もいます。「なんとなく」でも大丈夫。はっきりした答えでなくても「いいよ」と感じられれば、それで問題ありません。

質問はなんでも大丈夫です。「お腹の居心地はどう?」とか「大丈夫?」とか、聞いてみたいことを聞いてみましょう。最後にお礼を言うのも忘れずに。

なかなか赤ちゃんがイメージできなかったり、答えが聞き取れない場合には、キューピーちゃんなどの人形を使うのもおすすめです。

赤ちゃんからの答えに対して、「なんとなくこう聞こえる気がするけど……」「わたしにとって都合のいいことを言っている気がする」と感じる人もいらっしゃいます。でも、なんとなくでまったく問題ありません。お腹の中の赤ちゃんが実際に話すわけではありませんから、本当にそう言っているかはわかりません。でも、そう言っていると思って、何か不都合なことがあるでしょうか？

もし、流産を心配しているお母さんが、赤ちゃんから「大丈夫だよ」と言われて、それを信じてはいけない理由はない。そう考えたら、自分の中でいいと思う情報は取り入れたらいいと、わたしは思っています。その直感を引き出すために、人形などを象徴的に使ってみてください。赤ちゃんとの会話に慣れてきたら、いずれ道具を使わなくてもできるようになりますよ。

お母さんもお空から来たんだよ

いままで、たくさんのお母さんや子どもに胎内記憶についてのインタビューやアンケートを行なってきましたが、どうやらこういった記憶は子どもたちにとって、本当は「しゃべってはいけないこと」のようです。わたしが話を聞こうとすると、「お母さんとの大切な秘密だから」と言って、教えてくれない子も結構います。お母さんには話してくれるのですが、そのお母さんがわたしに言おうとすると、「それは言っちゃダメ！」と言って怒るのです。なんとかわいらしいじゃないですか。

ところがこのあいだ、少し変わったことが起きました。

生まれる前の記憶がある小学生３人に話を聞いたときです。その小学生に「しゃべってはいけないと言われているの？」と聞いたらこう言うのです。

「最近神さまがね、話しなさいって言うから、わたしは話しに来たんだよ」

「え？　神さまって、昔は言っちゃいけないって言ってたのに、いまは言いなさいって言うようになったの？　それって世界中でそうなの？」

「そうだよ」

彼らの言うことが本当だったとしたら、どうやらこれから、世界中で空の上での記憶を話し出す子どもが増えそうです。神さまからの解禁令は、およそ10年前に出たそうなのです（!）。しかし、地域によってはまだ解禁されていないこともあるかもしれませんね。

生まれた子どもに、お腹の中にいたころのことや、生まれる前のことを聞きたいと思ったら、どうすればいいのか、ちょっとしたコツをお教えします。

まず、興味本位に聞くとしゃべってはくれません。興味本位に聞かれることを、子どもはとても嫌がります。

日常会話の中で当たり前のように、「お母さんのお腹の中、どうだった?」「お腹に入る前はどこにいたの?」などと聞くと、結構しゃべってくれるようです。昔からよく言われていることとして、羊水を思い出すお風呂の中や、子宮を思い出すお布団の中などは話しやすいんだそうです。

最近聞いた話では、一生懸命集中して粘土遊びをしているときに、「そういえばあなたはどこから来たの？」と聞くと、指先に気持ちが集中しているから、神さまとの約束を忘れてしまったのか、つい口を滑らせてしまい、話をしてくれたお子さんもいたようです。何かものごとに集中しているときにさり気なく聞くのも効果的なようですね。

あとは、胎内記憶についての絵本を読み聞かせたり、テレビでそういったことを取り上げているのを見たりすると、それをきっかけにしゃべってくれたりもします。

話を聞くときは、お母さんも「空の上の世界があるのは、当たり前」という姿勢で聞いてあげてください。大人には見えてなくても、子どもには見えている世界があるからです。

たとえば、「天使が飛んでるよね」と言う子には「そうだね」と返してあげます。

「天井に天使が来て遊びに来たよ」などと、子どもはふつうに口にします。それを知らずに、「え？　お母さんには見えないんだけど」という反応をしてしまうと、子どもは言ってはいけないことを言ってしまったと思い、話してくれなくなります。

でも、子どもとはいえ、それくらいの分別は持っているものです。「あ、だれか、遊びに来たの？」「お母さんも昔は見えたんだけど」「どんな格好している？」というように、共有している、理解している、という態度を取ると、もしそのときにあまりしゃべってくれなくても、別の日にしゃべってくれることもあるそう。目に見えない世界のことを、当たり前のように受け入れて、その姿勢を持ちながら質問してみるのがいいのだと思います。

4章　いのちとたましいのはなし

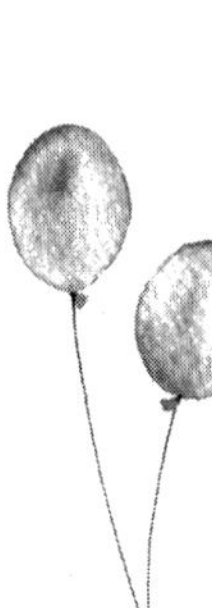

だからこそ、いまの育児や教育がやらなくてはいけないことは、「子どもたちができることをたくさん伸ばそう」ということなのではないかと、わたしは思うのです。

宇宙からやってきたたましい

生まれてくる前の赤ちゃんに、自分で生まれてくるお母さんを選ぶような意思があるのだとしたら、やはりいのちには〝たましい〟のようなものがあると言えるかもしれません。

〝たましい〟とはいったいなんなのか——。

このことを考えるときに、わたしは最近よく宇宙に思いを馳せます。

わたしたちはなんのために生まれてきたのか、そして赤ちゃんはなんのために生まれてくるのか。それは、ただ単に「宇宙がいろいろなことを経験したいだけ」なのではないかと思うのです。そこに「いい」「悪い」はありません。ただただ、たましいがあること、それ自体が嬉しいことなのです。

わたしが、たましいと宇宙を結びつけて考えるきっかけになったお話を少ししたいと思います。

臨死体験者として有名な木内鶴彦さんの話では、人を殺した人、人から殺された人というのは、自分が死んで空に帰っていくときに殺されたのも殺したのも自分自身であると気がつくそうです。これは、スピリチュアルで言うところの、あなたとわたしも、人と動物も、動物と植物も、植物と鉱物も、すべてもとはひとつのものという〝ワンネス〟の考え方です。

子どもたちの話を聞いていると、お母さんを選ぶときの世界には1万人もの子どもが一緒にいたと言う子もいれば、兄弟しかいなかったと言う子もいます。この内容の違いは、生まれてくる前の世界が、いろいろと分化されているからなのではないかとわたしは考えています。

つまり、大きな「地球」というグループを選んでいる子どももいれば、「日本」という地域にある程度絞り込んでグループを選んでいる子など、たくさんの階層があり、子どもがそのどこの部分の話をしているかで、生まれてからの話してくれる記憶が違ってくるのではないかと思ったのです。

輪廻転生《りんねてんしょう》では、ひとつのたましいが生まれることを繰り返すという考え方が一般的です。

わたしが、『前世を記憶する日本の子どもたち』（ソレイユ出版）という本を書いたときにFacebookでの呼びかけに応じて協力してくれた20人ほどの人たちに聞いたところ、ほとんどの人が輪廻転生はあると答えてくれました。

ただ、その中でひとりだけ、輪廻転生はないと答えた人がいました。その人が言うには、宇宙には記憶の層があり、そこを通るときに自分に都合のいい過去を持ってきて生まれてくるというのです。本当は、自分ひとりが同じたましいで転生しているわけではなくて、ほかの人の記憶を自分の記憶として持ってくると言うのです。

じつは、宇宙で生まれ変わりの手伝いをしていたと語る方にインタビューしたときも、同じことを言っていました。一度死んで宇宙に帰ってくると、8本のタコの足のようなものがあり、そこに記憶をインストールすると言います。その人の全人生はそこに保管されていて、そこをタッチすると、その人の人生をダウンロードもできるというわけです。そのような考え方はドロレス・キャノン著『この星の守り手たち』（ナチュラルスピリット）に既に示されています。

それがもし正しいとすると、わたしたちは単に経験するために生まれてきて、経験を持って帰って、それを記憶の層に入れて、またほかの人が使うという考え方ができます。

そう考えると、本当はひとつのたましいが輪廻転生するのではなく、たましいが宇宙から来て、いかにも輪廻転生したような記憶を持ってくるものの、それはじつは自分のたましいの記憶ではないということになります。ほかの人の記憶を、自分の記憶として持って生まれてきているのです。

ではなぜ、たましいは生まれ変わるのでしょうか。考え始めると、いままでの輪廻転生の意味が変わってきます。

わたしが考えたのはこうです。

なぜ人の記憶でそんなことを繰り返しているのかというと、たましいがいるところよりももっと上のほうの層のもっと上、つまりは宇宙が、「単に経験させたいだけ」ではないか、ということです。

宇宙はいろいろなことを経験したい。でも宇宙は単にそこにあるだけで、みずからは何も経験できません。

やったことに対しての結果にも、いい悪いということは関係ありませんし、いいことをしたからいいことが還ってくるというわけでもありません。やった結果がこうなるということを、膨大な数の人間や動物、植物などを使って単に経験して、それを集めているだけなんじゃないかな、と思えてきたのです。

そうすると、木内さんがおっしゃるように、わたしたちは単に宇宙のアバターで、殺した人も、殺された人も同じだという考えも、よく理解できます。神さまが自分の分けみたまをそれぞれの人に入れ、役割を与えているものの、それはじつは神さまのひとり相撲。神さまは完璧なので、わたしたちはいかにも自分を生きているという思いを持っていますが、わたしたちが経験することそのものこそが宇宙にとっては大事なことなんです。

経験がすごく大事なことだから、その経験は、よい経験だとしても悪い経験だとしても、宇宙においてはすべて必要で、受け入れられるもの。

ちょっと怪しい話に聞こえるかもしれませんね（笑）。

このころの記憶がある子どもは、こう言っています

「この身体で何ができるのかやってみたい。いろんなことをためしてみたい。身体がちょっと動くだけで、すごく嬉しい。身体のことをもっと知りたい」

たましいは新しく授かった身体のことを少しでも知ろうと思い、「こんなこともできる」「これはちょっと難しい」「こうしたらどうなるだろう」という試行錯誤を繰り返しています。とにかく好奇心旺盛《おうせい》でなんでもしてみたいのです。それはまるで、なんでも口に入れてみたり、触ってみたりしたがる子どものようですよね。

これは大人も同じなんだと思います。楽しいこと、気持ちいいこと、辛いこと、苦しいこと、わたしたちの中にあるたましいは、どんな経験でもしてみたくてしょうがない、そしてその経験がどんなものであっても喜びを感じているのだと思います。

ありとあらゆることを経験したがる宇宙そのものがわたしたちのたましいなのだとしたら、たましいは、ただただ存在するだけで嬉しいはず。

そうすると、そのたましいを身体に入れたわたしたちだれもが、そこにいるだけで素晴らしい存在なのだと、そう思いませんか？

これからの子どもが世界を救う

最近、「発達障がい」という言葉をよく聞くようになりました。発達障がいとは、自閉症、アスペルガー症候群、注意欠如・多動性障がい（ADHD）、学習障がい、チック障がい、といったものの総称です。

脳機能の発達が多くの人とは異なるため、集団行動が苦手だったり、会話がうまくできなかったり、こだわりが強くて初めてのことや急な変更を受け入れられなかったり、おとなしくできなかったり……という特徴があります。

その行動や態度のため「自分勝手な人」とか、「変わった人」などと誤解されることも多いようです。

かように、「障がい」というと、ネガティブなイメージを持ってしまいがちな現代ですが、障がいを持つ子どもたちは、みずからそれを選んで生まれてきて、関わる人たちを成長させてくれる、勇気ある子どもである可能性が高いということについては、すでに書きました。そういった子どもたちが、このお母さん・お父さんなら一緒にいろんなことを乗り越えて、素晴らしい体験を共有することができると信じて生まれてきたことを、どうか誇りに思って、育児をめいっぱい楽しんでほしいのです。

これはあくまでわたしが個人的に考えていることです。

お話ししたように、地球上の輪廻転生で何回も人間から人間に生まれ変わっている記憶があれば、生まれてきてすぐに肉体に慣れ、自由に使いこなせることができるでしょう。

でも、宇宙から初めて地球に来て、人間という入れ物に入れられたたましいがいるとしたらどうでしょうか。人間の身体は初めてですから、どこをどう動かしたらいいかわからず、自分の身体がうまくコントロールできないのではないかと思うのです。話をしたいと思ってもできない、静かにしていなければいけないと思っていても声が出てしまう、右へ行きたいと思っているのに左に行ってしまう。こんなことが起きるのではないでしょうか。

一方で、こうした人たちが芸術的な分野で人々が目をみはるような精緻《せいち》な作品を作ったり、誰もが感動する偉業を成し遂げていることが多々あります。

これって、ある意味、超能力的な働きですよね。


彼らの中にも、生まれる前の記憶を持っている子や、胎内記憶を持っている子はたくさんいます。この地球になぜ生まれてきたのかを聞いてみると、「地球を救うために来た」と言う子が、たくさんいるのです。

「お母さんを助けるために生まれてきた」と話す子がいると書きましたが、最近では、この地球を助けるために来たというのを、何度も耳にするようになりました。

わたしは、最近とくに、宇宙人の意識を持ったレベルの高いお子さんがどんどん生まれようとしているのを感じています。エジソンやアインシュタインが発達障がいだったというのは有名な話ですが、これから生まれてくるのは、これから何百年も先の歴史に名を残すような、すごい人物かもしれません。その知恵を使って地球をなんとかしようとしているように、わたしには思えるのです。

だから、その生まれてこようとする能力をどうか、お母さん・お父さんは、つぶさないであげてほしいのです。ある意味では、親は旧人類です。生まれてきた新人類に対して、旧人類の考え方でその感性をつぶさないでほしいと思います。

もしかすると、わたしたちは歴史的な時代に生きているのかもしれませんよ。数百年後かに振り返ってみると、いまこの時代は旧《ふる》いシステムを壊して新しい社会にしようという、明治維新と同じくらいの大改革期かもしれません。もちろん一日で刷新されるわけではなくて、何年もかけて改革がなされていくはずです。その時代に生まれて、生きているってすごいと思いませんか？

時代が変わりゆくさまを目の前で見られる、いまはその時代。世界を変えるいのちが生まれているのです。世の中みんな、坂本龍馬だらけ、とでもいうような、時代の節目だと思います。

だからこそ、いまの育児や教育がやらなくてはいけないことは、「子どもたちができることをたくさん伸ばそう」ということなのではないかと、わたしは思うのです。できないところをほかの人と同じレベルにしようというのが教育ではない。できないところは放っておいて問題ない。挨拶ができなくてもいいんです。じっと座っていられなくてもいいんです。

無責任なことを言っているとお思いになるかもしれません。でもこれはほんとうで、その子ができることを伸ばすことこそが、教育のただひとつの目的だとわたしは思うのです。

でも、ひとりずつ特化した教育を施すのは、いまの学校のシステムでは無理。

また、子どもが学校に行けないと困ると思っている人は大勢いるでしょう。でも、こんなことを言ったら怒られてしまうかもしれませんが、学校は目的ではなく、手段です。とりあえず学校へ行かせなきゃという考えに囚われる必要はないのではないかと、いまわたしは考えています。

子どもたちのたましいのレベルは高いのです。宇宙から来たこのいのちは、小学校で教えることなんて、もう、生まれる前からわかっている。知っている話を聞くために、45分間黒板をながめて机に向かっているのは、苦痛だと言う子が少なからず存在しています。

どうかお母さんたちは、いまの社会に我が子がぴったりと当てはまらないからといって、悩んだり苦しんだり、思いどおりにいかないと嘆いたりしないでください。

わたしの4人の親

ここで少し、わたしが子どもの感性にこだわる理由を、わたしの生い立ちについて触れながら、お話しさせてください。

わたしは1954年に東京で生を受けました。生まれてまもなく実父が肺結核を患い、当時のことですから先は長くないだろうと、ふたつ年上の姉と一緒に父の兄夫婦のもとに養子に出されました。この、実父母と養父母、4人の親を持つという少し変わった環境が、わたしの人格形成やいまの活動に大きく影響しているな、といま振り返ると思います。

養父は民法が専門の法律家。わたしと姉を養子として引き取る際に、当時は自分の実子でない子どもを実子として届け出るということはあったそうなのですが、法律家、それも民法の専門家がウソをついてはいかん、ということで、養子として届出を出したそうです。このとおり、厳格でウソが嫌いな人だったので、わたしは幼いときから自分が養子だということをきちんと知らされていました。

医者になったわたしに、この養父が言ったことがあります。

「お前は医者になってよかった。法律の世界には真実がないけれど、医者の世界には真実がある。いい道に進んだね」

医療裁判をしても、亡くなったいのちは誰も返せません。それをお金に替えて返すのが裁判です。その中に真実はなく、裁判で争うよりももっと大切なことがあるのかもしれないということに気づかされました。

そう言われたときすでに医学の世界にも真実はないと思っていましたが、それでもこの言葉がのちのわたしの人生に大きく影響しているように、いまは思えるのです。

養母はやさしい人で、たとえば貧しそうな人を見ると、「かわいそうだから、ああいう人たちは助けてあげなきゃね」などと諭されたことを覚えています。こだわりが強い人で、食卓にはよく、手作りの料理が並びました。それをおいしそうに食べる姉とわたしを見て、本当に嬉しそうな表情を浮かべていたことが思い出されます。

幼少時にはそんな養父母とともに過ごしましたが、幸いにも実父の病気が治り、小学2年生からは東京の実父母のもとで育てられることになりました。実父は元軍医で高高度飛行を研究する航空医学者。アバウトな性格で、養父とはまったく違うタイプの人でした。

病が癒えたあとは横浜に産婦人科の医院を開業し、お金のない人からは診察代を取らず、しかも家まで車で送り届けるなんてことをやっていました。

実母はとてもきれいな人でした。子ども心にそれがとても嬉しかったのですが、しつけは厳しく、「こんなことでそこまで怒らなくても」と思うほど。一方でとてもやさしい人で、ふだんは「身なりの汚い人と付き合っちゃだめ！」なんて言うものの、困っている人がいると手を差し伸べるし、貧しい患者さんにも親切にしていました。

わたしは、彼ら4人のキャラクターの違い、それぞれの愛情表現を学んでいたように思います。

また、この生い立ちのおかげで、養子縁組も天の采配としてあっていいと思うようになりました。血のつながりがなくとも、深い深い〝たましいの縁〟というものを結ぶことができると信じられたからです。

いま、産婦人科医をなりわいとしていますが、同じく医者である実父からは、「医者になれ」とは一言も告げられたことがありませんでした。わたしは天邪鬼《あまのじゃく》な性格なので、「医者になれ」と言われていたら、別の道を進んでいたかもしれません。
ただ一度、父が人と話していたときに「あいつは、医者になったらいい医者になれると思うんだよ」と言うのをたまたま聞いてしまったことがありました。「え? いい医者になれるの?」と思い、まんまと医者になったわけで、これはもしかしたら、親の計算にはまってしまったのかもしれませんね。

そんなわけで、高校を卒業すると、帝京大学医学部医学科に進学しました。いわゆる一流校ではない新設の医学部ですが、それがいま思うとよかったのだと思います。

新設校だったために講師が足りなかったせいで、他大学からそれぞれの看板を背負って講師たちがやってくるわけです。それがもうたいへん。だって、みんなそれぞれ言うことが違うわけですから。

4つの大学から来ていた講師は、それぞれの大学の治療方法を主張します。「うちの大学はこうやる」「いや、うちの大学はこうだ」なんてそれぞれが別々の主張をするわけです。極端な話ですが、「手術をする」と主張する人がいる一方で「何もしない」と言う人もいるという、真逆の治療方針が伝えられることもよくありました。

でも驚いたことに、その違うやり方それぞれで、患者さんは治るんです。このときわたしは気がつきました。

病気というのは医者が治しているのではなく、患者さんの力で治るものなんだと。その患者さんが治ろうとする力を邪魔しないのが、いい医者なのかもしれないという思いが、そのころに生まれたような気もします。

また、当時の大学でわたしは癌《がん》の告知をしてはいけないという方針の先生に習っていました。告知をすると余命がわかってしまうから、当然そんなことに人は耐えられない、心が参ってしまって早く亡くなってしまったという先生の苦い経験の基に、そのように習っていたのです。

ところが、医者になったあと、夫から子宮癌の告知を受けた人を担当したことがありました。「先生いいの、わたしは子宮癌って知ってるから、本当のことを言っていいんですよ」と、回診のとき、わたしに言うわけです。でも、そのときは告知してはいけないと思っているわけですから本当のことは言えません。「夫からそう言われているから、先生はそんなこと言わなくていいんですよ」と言われても、「いえいえ違いますよ」と否定するしかないのです。

わたしが担当のときにその方は亡くなってしまったのですが、息を引き取る前に「先生ありがとう」と言ってとてもおだやかに亡くなっていきました。告知を受けたにもかかわらず最期はおだやかに、医者にお礼まで言って亡くなられるのを見て、大学で習ったことと現実はどうも違うなと思いました。

いまでも、人の意見を頭ごなしに否定することなく、「そんなこともあるよね」と大抵のことを受け入れられるのは、机の上の学びとこの世の現実での学びには違いがあるということを、このとき気づかされたからのような気がしています。

産婦人科医になろうと決めたのは、国家試験を受けた後、合格が決まる前でした。

当時すでに産婦人科は斜陽と言われて久しかったので、周りにはあまり産婦人科を選ぶ人はいませんでした。わたしの場合は、親が産婦人科医ですが、産婦人科にしなさいとも言われませんでした（そもそも、医者になれとも言われていなかったわけですが）。

ですから、はじめは内科に進むつもりで、父の知り合いの助教授に相談に行きました。「内科にしようと思います」とわたしが伝えると、「おぉ、いいね」と言われます。ひとしきり話した後に、やっぱり内科だなと思ってその場を辞そうとすると、その助教授はこう言うんです。

「産婦人科医はお前の知っているとおり減ってきている。これからますます減るだろうから、もしお前が産婦人科医になったら、将来希少価値が出るぞ」

この「希少価値」というところが心にヒットしましたね（笑）。「いいなぁ」と思ってしまったわけです。これもまた天邪鬼なのですが、もし最初に「内科で」と言ったときに反対されていたら、内科医になっていたかもしれません。

大学を卒業したあとの勤務先を決めなくてはいけません。選択肢としては、母校の大学病院に進むか、別の大学病院に進むかの二択。母校は愛校精神のある学生があまりいない大学で、そのまま残って大学病院に勤務するという選択をする人はあまりいませんでした。ただ、先輩に相談したら、「別の大学病院なんて、新設医大出が外様で入ったら苦労するぞ」と言われたんです。軟弱だったわたしはすぐ「苦労は嫌だ」となり、大学に残ることを決意し、母校の産婦人科の医局に入局しました。

その後は、東海地方の市民病院での勤務を経て、博士号を取るために改めて大学院に入学。大学病院ではなぜ陣痛が起こるのかをホルモンの観点から解明し、診断・治療に役立てようという研究をしました。

大学病院時代に、お見合いで妻と出逢《であ》い、結婚。長女が生まれたのは、結婚から2年後です。

出産は大学病院でしたが、いざというときに冷静な判断をくだせないと困るということから、身内の診察は担当しないことがふつうでした。主治医は教授にお願いし、立ち会いはしたものの、すべてお任せの、（わたしとしては）安心の出産でした。

当時はまだお産は計算どおり進むのだと思っていましたから、「おぉ、なるほど、こうやって進むのか……」と冷静に見ていたように思います。

そのころは、母子同室なんて言葉も知りませんし、会陰《えいん》切開もふつう。むしろ切らないとお産がこじれると思っていたクチです。そういう、どっぷりと西洋医学に浸かっていた時期でした。いま思うと、もっと違うお産があったかもしれません。

横浜市の金沢八景に産婦人科のクリニックを開業したのは1989年、35歳のときでした。

クリニックの開業準備中は、大学病院を辞めて時間に余裕があったこともあり、子どもの送り迎えはわたしの担当。

暖かな日が差す昼間に子どもと手をつないで歩くという時間は、言い表せないくらい幸せな時間でした。なんせそれまでは、昼間しかやっていない銀行に行くことすらできないような生活でしたから。幼稚園、保育園の送り迎えが大変という話はよく聞きますが、「世の中のお母さんたちはこんな楽しいことを毎日やっていたのか！」と思ったものです。何ごともそれが当たり前になってしまうと幸せは感じないのかもしれませんが、できない人から見たらそれは幸せなことなんですよね。

ちなみに、わたしは開業したあともこの幸せな時間を継続したいがために、医院の診療開始時間を遅めに設定。それに慣れてしまったこともあり、いまでも9時30分からと遅めです。

開業してから5年ほど経ち、近くにできた助産院との交流が始まったころから、お産に対する考え方が変わっていきます。

西洋医学では出産の際、「フリードマン曲線」というものを用います。これは出産の進行表のようなもので、安全な出産のため、そこからはずれると、吸引分娩や帝王切開に切り替えていくわけです。

一方で助産院はあくまでも母体のリズムを優先させます。開きかけた子宮口が途中で閉じてきたら開くのをのんびり待ちますし、赤ちゃんの頭だけ出て止まってしまっても次の陣痛まで何もしません。それでもみんな、元気に生まれてくるのです。

お産は一人ひとり違うのが当たり前、生まれてくる赤ちゃんの表情や個性が違うのも当たり前です。

わたしは４人の親や、４つの大学から来ていた講師たちがいてくれたおかげで、人それぞれいろいろな感情や生き方があることを教えてもらったのだと思います。

そのため、人の個性、感性について、ふつうより寛容になれた。そうした経験がいのちを宿すお母さんの感性、生まれてくるお子さんの感性をも、一人ひとりそれぞれの違いがあると、少しずつ気づいていけるようになったのだと思います。

胎内記憶という教科書

障がいのあるなしにかかわらず、いまの子どものたましいのレベルは、わたしたち大人よりもずっと進化しているように思います。

そうしたレベルの高いたましいたちが、胎内記憶についてたくさん語り出したのは、何か意味があるのでしょう。

いままでは長きにわたって、胎内記憶はないものとして扱う社会が続いていました。科学の時代です。科学は目に見えないものやたましいの世界を否定することによって、急速に発達してきました。たましいはとりあえず「ない」ものと仮定することによって、脳科学はめざましく進歩したわけです。もし、たましいや目に見えないものを信じてきていたら、目に見えないものに頼ってしまい、科学は発達しなかったかもしれません。

赤ちゃんに記憶や意識があるというのは、過去の、ある時代の人たちにとっては当たり前のことでした。でもそのときはやはり、科学は進歩しなかったのです。つまりどこかで科学を進歩させる必要があったのでしょう。

そして、科学は発達したものの、現状を見るにつけ、行きつく先はどうも幸せではないのではないかということに、みんながなんとなく気がつき始めた。

本来科学は人々が幸せになるためにあるべきもので、不幸になるためにあるものではないと、わたしは思います。だけど、どうしてか、現代の人々は不幸を感じて、生きづらい人が多い。もしかすると、科学が発達しすぎて少しバランスが悪くなってしまったのかもしれません。

だからこそわたしは、それを取り戻すために、神さまや宇宙が子どもたちに「目に見えない世界の話をしておいで」と頼んで、バランスを取ろうとしているのではないかと思うのです。

いままで行き詰まって「生きづらいなぁ」と思っていた人が、胎内記憶の世界に触れることによって、生きやすくなるケースが出てきている。

本来ならわたしたちが自身で気づいて、バランスを取り戻さなくてはいけないのかもしれません。でもこの世に生きる中でそれはなかなか難しい。だから、人類の参考書として、胎内記憶が登場したのではないか。わたしはそんなふうに思うのです。

5章　いのちのやくそくをしる

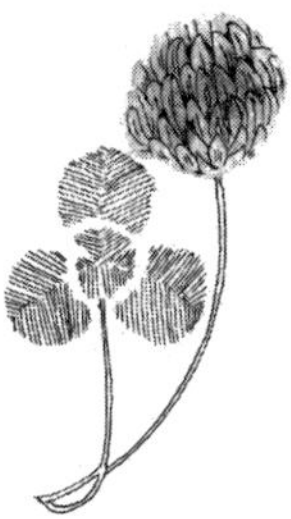

自分の人生を人の判断や価値観に委《ゆだ》ねないためには、子どものころからのトレーニングが必要です。大人になってから急にやれと言われても難しいですよね。だから、お子さんにはぜひ「あなたはどうしたいの？」と問いかけてあげてください。

4つのいのち

人には、この世に生まれてくる目的「天命」があります。この天命とは、この本でわたしがお伝えしたい「いのちのやくそく」そのものと言えます。天命は人それぞれに違うもので、それを果たすために現世に降り立っているわけですが、いったい何が自分の天命なのか、わたしたちはなかなか知ることができません。

天命に向かうためには、3つの「いのち」があります。

まず「宿命」です。これは、生まれてきた場所や時間、環境や両親など、変えることができないもの、いわゆる人生の初期設定です。

次に、「運命」。自分で考え、選んでいく道筋のことです。これは、自分の選択で変えられるものですね。

そしてもうひとつが「使命」。運命を天命に結びつけるためのつながりを指します。使命を天命に結び付けられれば、それは天命を果たしたといってよいでしょう。使命もまた、もともと持って生まれてくるものですが、最初は忘れているのがふつうで、なかなか思い出すことはできません。

これら3つのいのちを通じて、人は「天命」という4つ目の〝いのち〟のやくそくを果たすため、この世に生まれているのです。

生まれたときから天命がわかっている人はめったにいませんから、みんな自分の好きなこと、できること、得意なことにトライしながら、試行錯誤を続けます。

たとえ「宿命」が似ていても、きょうだいでまったく異なる人生を歩むように、その試行錯誤の中で、小さな選択をいくつもいくつも重ね、世界でたったひとつしかない100%オリジナルの人生を作り上げていくわけです。

つまり、世界広しといえども、宿命は全員異なるもの。すなわち、同じ人生を歩む人は自分しかいない、ということになります。過去から未来を見渡しても、自分の人生を歩めるのは自分しかいないって、すごいことですよね。

大嫌いな人はじつは仲良し

人々は人生の数ある選択を積み重ね、いまだわからぬ天命に向かってシナリオを書き進めます。せっかく決断したことがだれかに阻まれて成し遂げられないこともあるかもしれません。たとえば、とても相性の悪い上司で、何かと仕事の足を引っ張ってくる、日ごろから大嫌い！　と思っているような存在。

でも、じつは大嫌いと思っている人はたましいがとても仲良しなのです。前世で意気投合したたましいは、もし人生の途中で決断を間違うようなことがあったら、それを阻止する役を引き受けようと約束した存在。相当仲がよかったからこそ、あまり引き受けたくないような嫌われ役を演じてくれているということです。

かく言うわたしにも似たような経験がありました。もうかなり昔の話ですが、医療関係団体の役員を引き受けたことがありました。そこでわたしが何か発言したり提案したりするたびにことごとく反対をしてくる人がいたのです。わたしは本当にその人が嫌いで、『生きがいの創造』の著者、飯田史彦氏に聞いたことがありました。

「こんなに嫌いな人間との出会いは、たましい的に何か意味があるんでしょうか？」

「それは、相当仲良しだね」

「え！　こんなに大嫌いなのに！　顔も見たくないくらいです」

「ますます仲良しだ。本当は間違った道へ向かっているのに、自分は調子よく進んでいると思っている。それをやめさせるのは、相当仲良くならないとできないよ」

最初は信じられない思いでしたが、あるとき気がつきました。その人が反対するおかげで、いろいろなプロジェクトがつぶされてきました。その代わり時間ができたわたしは、ライフワークである胎内記憶の研究が進められたのです。そう気がついたあとは、とくにわたしが何をしたわけではないのに、自然と相手が嫌なことを言わなくなり、関わることがなくなったのです。きっとそれは、役目を終えたからなのでしょう。

あなたはどうでしょうか？　嫌いな人って、長い間ずっと関わっていることって少ないと思いませんか？　どこかで消えるか、仲が良くなるかのどちらかなんです。いま頭に浮かんでいるその人が、たましいの親友かもしれません。

たましいという光

「雲の上にいるときは、丸い光の玉だったよ」

「ぼくね、光の友だちがたくさんいたよ」

生まれる前の記憶について語ってくれる子の中には、たましいを光で表現する子どもが多くいます。

わたしも、光というイメージはたましいにピッタリだと思います。常に光り輝いていて、傷つくことも傷つけられることもないものです。

しかし、いざお母さんのお腹の中に入り、お母さんが辛い思いや苦しい思いをすると、ピカピカのたましいの周りに「ゴミ」がつきます。妊娠中に不安や辛いこと、苦しいことがまったくないわけではないでしょうから、どのたましいも多少はゴミがついているものです。

生まれてからお母さんが、「どうしてミルクを飲んでくれないの！」とか、「どうしてそんなに泣くの！」とついイライラをぶつけると、またペタッとゴミがつきます。幼稚園に通うようになれば、「どうしてもっと早く仕度ができないの！」、小学生になれば「ちゃんと勉強しなさい！」という具合に、たましいの周りには何層にもゴミがくっついていきます。

親がよかれと思ってやっていることは、ほとんどひとりよがりな〝我〟の部分によるものが大きく、それが子どものたましいにゴミとなっていくつもくっつきます。子どものことで人から承認されたいとか、責められたくないとか、そういったものもすべて〝我〟です。

このように言うと、一見よくないもののように思える〝我〟ですが、たましいを輝かせるためには、このゴミをつけることこそがとても重要なのです。

心は空の上からやってくる「真我（本当の自分）」と「我（ゴミ）」の部分から成ると考えるとわかりやすいです。生まれてくる目的は真我の部分を少しでも大きく輝かせること。すると、我のゴミが薄くなるのです。一度ゴミをつけて磨くと、ゴミがつく前より心の輝きが増すからこそ、わたしたちはたましいにゴミをつけていくのだと思います。こう考えると、親子関係ほどゴミをつけるのにぴったりなものはありませんね（笑）。

親も、あらかじめその子の天命を知っていれば、きっとサポートしやすいでしょうが、もちろんそんなことはめったにありません。ときに、親自身が子どもの天命をはばむ壁となって存在することもあるでしょう。でも、それでもいいのです。だれからも応援されて人生の目的を果たすことも素晴らしいですが、いくつものハードルを乗り越えて強くなり、そうして手にするものもまた、重みが変わってくることでしょう。

苦しんで乗り越えるのもいいし、楽しんで乗り越えるのもいいでしょう。そのときにこそ、たましいがピカピカと輝きを放つのだと思うのです。

子育ては自分育て

お母さんのお腹の中にやってきた子どもは、それぞれ違う天命を持っています。「天命＝生きる目的」が一人ひとり違うわけです。

育児本には、「生後何か月の子どもはこうやって育てましょう」「ミルクはこうやってあげましょう」という知識は書いてありますが、その子が生まれてきた目的については、何も書いてありません。お母さんが子どもから感じ取るしかないのです。容易なことではないでしょう。それはお母さん一人ひとりの「感性」を働かせるしかないようです。

そしてこの、お母さんの感性も、当然一人ひとり違います。

わたしは、子育てはお母さんがしたいようにやるのがいちばんだと思っています。「自分の理想とする子どもに育て上げる」という人がいてもいいんです。

一方で、「好きなことをやりたいようにやらせよう」という人もいるでしょう。それもそれでいいんです。

いろんな子育てが混在していて初めてバランスが取れる。世の中には、すべてが必要なんですよね。

よく言われているとおり、子育てに正解はありません。

人生も同じで、人がそれぞれ生まれる前に、自分で選んだことへの結果があるだけなんです。人は、それを「失敗した」とか「よかった」とか、一喜一憂しているにすぎません。それは主観でしかないのです。

生きていくうえで、辛いことや耐えがたいことが起きたら、「起きたことがらに、いい悪いはない。ただそういう事実が生まれるだけ」と思ってみるのはどうでしょう。それに対してどういう価値を付けるかは、自分の意思次第です。


人生をどんな世界観で生きていくかは、その人次第。

繰り返しになりますが、どんな人生もいい・悪いではありません。

でも、何か選ばなければいけないときに、そこにいい・悪いがないのだとしたら、自分で選んだほうが生きやすいと思いませんか?

人に言われたように選んで自分と思ったのと違うほうに行ったら、人を恨む気持ちも生まれます。でも自分の選んだ結果であれば、自分でその結果も引き受けられますから。

自分の人生を人の判断や価値観に委《ゆだ》ねないためには、子どものころからのトレーニングが必要です。大人になってから急にやれと言われても難しいですよね。だから、お子さんにはぜひ「あなたはどうしたいの?」と問いかけてあげてください。子どものときから自分で選ぶという練習は、必要だと思います。もちろん、お腹の中にいる赤ちゃんでもそうです。

それに対してお母さん・お父さんは自分がどうやって生きていくのか、この子とどうやって向き合っていくか、イメージを働かせてください。大きくなったときに、子どもとどういう関係でありたいか、どんな大人になってほしいのか、そこから逆算して、いま自分はどうしたらよいのか目的を決めれば、おのずと方法は決まってくるのだと思います。

妊娠中のお母さんの喜びや楽しい気持ちは、直《じか》に子どもの成長に影響します。

幸せなマタニティ生活を過ごしていただくためには、笑顔と感謝を忘れずに。そして本来の自分が持っている、たましいが打ち震えるような感激を大切にしていれば、それがそっくり赤ちゃんに伝わります。

妊娠することは、ゴールではありません。ひとつのゴールがあるのなら、それは生まれた子どもを一人前にすることではないでしょうか。

赤ちゃんが生まれると、多くのご家庭では過酷な育児期が訪れます。大変なことがあっても、なんのためにこのいのちを授かったのか、なんのためにこのいのちが生まれてきたのかを知っておくのといないのとでは、乗り越え方も違います。

その意味でお母さん方には、ご自身の「天命」に近づくように、自分の内なる心の声と、そしてお子さんの心の声に耳を傾けるより多くの時間を、産前から産後含め、意識的に持ってほしいなと、心から願います。

ということで、後半は上田先生に、お母さんがご自身とお子さんの心の声に耳を傾ける意義について、お話ししていただこうと思います。

第2部

「ママのしずけさ」

上田サトシ

6章　たましいのこえをきく

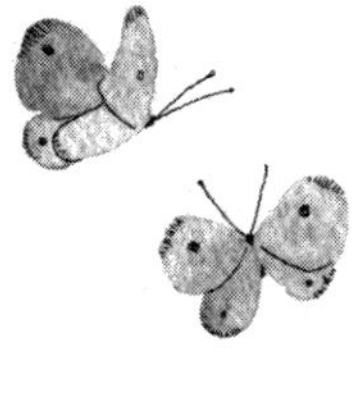

お母さんや赤ちゃん、ご家族が幸せな気持ちに包まれていくと、おのずと出産は落ち着くのです。たましいの助産師をいまも多くのご家族が必要としていただいている理由は、そこにあると思います。

感性を育てる瞑想

第1部で池川先生がお伝えされているように、「胎内記憶」を知るということは、わたしたちの「たましいの記憶」を知ることです。そしてその記憶は生まれてくる赤ちゃんだけでなく、だれにとっても自分自身を深く理解するのに役立ちます。

幼いころやお母さんのお腹の中にいたころの記憶は、いまのあなたに少なからず影響を与えています。しかし、大人になるにつれ、その記憶を忘れてしまうと、日々の生活の中で理由もわからずに生きづらさを抱えてしまうことになるのです。

いのちをお腹に宿し、いのちを身近に感じるお母さんたちは、ぜひ目を閉じて深呼吸をして、自分自身の心を見つめなおしてみてください。僕がお伝えする「瞑想《めいそう》」とは、そうして心の深いところにあるたましいの声に耳を傾けていくことを言います。瞑想を行なうとそれまで気がつかなかった新しいあなたを見つけられ、そうすると子育ての中で行き詰まってしまっても、周囲や情報に振り回されることなく、おだやかな気持ちで過ごす時間を持てるようになるのです。

「自分が何を感じて、何を思って、何がしたいのか?」

しずかな時の中で自分自身に問いかけて、答えを導いて言葉にしていくと、心の奥に隠れていた本当の思いに出会って、驚いたり、涙したりするかもしれませんし、少しずつ肩の力が抜けていくかもしれません。

瞑想とはまさに、そうした自分の内にある、自分でも気づけずにいた、あるいはわからなくなってしまった自分の声を聴き、嫌いな自分や嫌な感情を手放して幸せに近づいていくこと。これは、自分自身を取り戻し、「自分の感覚を育てていく」作業なのです。

一日に5分ほどの短い時間でも、目を閉じて心を落ち着かせて、頭を整理していくと、いくつかの変化を感じることができます。自分の周りの空気が少しずつ落ち着いて澄んできて、心の中の粗い思いが流れ落ちていき、内側に秘めている本当の声が浮かび上がってきます。それこそが心の声であり、目を閉じてそうした感受性を高めることで、さらに奥にあるたましいの声を聴くことができるようになります。

僕はふだん、「瞑想」や「ヒーリング」のクラスを大阪や東京で受け持っています。瞑想をふだんの生活に役立てる方法をお伝えしていて、「瞑想をして何を感じたのか?」について、それぞれに感じたことをみなさんに言葉にしてもらうのですが、それぞれに感じる言葉は本当にさまざまで、「これが正しい答え」というものはなく、中には爆笑してしまうようなものもあります。

一方感じたことを言葉にできず、「よくわかりませんでした」と言われる方もいます。でも、「感性を育て、言葉で表現する」ということに不慣れな方もたくさんいらっしゃるのですから、これもまったく問題ないことです。

このプログラムでは、次のような手順で、みなさんに感じたことを表現していただいています。

1．まず自分がどう感じたのか？（How?）
例：気持ちいい

2．自分の中で何が変化して、そう感じたのか？（What?）
例：肩の力が抜けたので

3．自分がそう感じたのはなぜか？（Why?）
例：力が抜けて、それまでは力を入れていたのがわかった

4．「感じたこと、変化したこと」の原因や理由を考える（Think）

例：いい子でいるようにと、きつく躾《しつ》けられたから

5．口に出して説明する。(Explain)

例：それまで自分ではわからなかったが、いつも力が入っていた。小さいころに経験したことの影響で、こうでなければいけないという思い込みが強かった。そういったことに気がついて、いまは精神的にも力が抜けて気持ちがいい

このようなプロセスを経て、自分の感覚を言葉にして説明します。「自分の感じたままの言葉」を口にするというのは、ある意味とても勇気がいることかもしれません。人の反応も気になるでしょうし、「もし自分の意見について他人から何か言われたらどうしよう?」と心配になるかもしれません。

それでも自分の感覚を信じて言葉を紡ぎ出すと、大切にしている思いが浮かび上がってきます。僕はそんな言葉と出会うたびに、自分に真摯《しんし》に向き合い、本当の自分を見つけ出そうとするその人自身を感じて、心を動かされるのです。

人生を変えた交通事故

僕は福島県の田舎に生まれ育ったせいか、小さいころから人付き合いが苦手でした。人前で話そうとすると顔ばかりか耳まで赤くなり、結局何も話せなくなったりしました。父親が僕のことを極度のあがり症だと言っていたほどです。

話すのが苦手でも、小説やエッセイを声に出して人前で表現する朗読は好きでした。書かれた文章について、「この人はどういう気持ちで、何を表現しようとして言葉にしているのだろう」と思いながら、一瞬で登場人物に感情移入し、登場人物の言葉を自分の言葉のように読み上げるのが得意でした。

思えば自分のこの特性が、お腹の中の子どもの声を聴き、それをお母さんに伝えるという、いまの自分の役目につながっている気がします。

23歳のとき、オートバイを運転していて交通事故に遭いました。突然横から出てきた車にぶつかり、僕は空を飛んだのです。その瞬間、すべてがスローモーションのようにゆっくりと動き出して、頭の中に映画のようなさまざまな映像が見えてきました。

僕が生まれる前、母のお腹の中にいたときのこと。僕は引き込まれるように母のお腹の中に入っていきました。そこで身体が少しずつ大きくなって、心地よい時間を過ごしました。

しかし世の中に対する恐怖心から、お腹から出ていくのが怖くなってしまいました。当時、母が抱えていた不安な気持ちを感じていたのかもしれません。僕の出産は、半日もかかるような難産になってしまいました。

それから少しずつ大きくなって、ハイハイができるようになって、歩き出し、幼稚園に行って、小学校に行くようになりました。幼稚園や小学校、大学の友達の顔や、それまで関わってきたさまざまな人たちの顔がひとり残らず頭に浮かんできたのです。

そして時間が経《た》ってもっと大きくなって、今朝起きて、さっきバイクに乗って、それからいま、空を飛んでいる。そんなふうに、それまでの人生で経験したすべてのシーンがすさまじいスピードで早送りで流れたのです。とくに赤ちゃんのころの数年間の記憶がいくつもの映像となって目の前に映し出され、このころの経験が、自分の人生に多大な影響を及ぼしていたのがわかりました。

「死ぬ前に人生が走馬灯のように見えると言うけれど、これがそうなのかな。これで死ぬのかな」

僕はそのとき、死を覚悟しました。しかしそれでも死ぬのを怖いとは思いませんでした。「これで終わりかな」と、ゆっくりと目の前に地面が近づいてきたのですが、それでも僕の心はおだやかでした。たった数秒間の出来事なのに、そのときはとても長く感じました。そして地面に激突する直前、ギリギリの瞬間に僕は頭を打たないよう身体を猫のように丸めていたのです。

「死にたくない。短かすぎる。まだ何もやってない」

最後の最後に、心のどこかで僕はそう叫んでいたのでした。

恐れ入りますが
切手をお貼り
ください。
セ
SENJU PUBLISHING

120-0034

東京都足立区千住 3-16 2F
株式会社センジュ出版 行

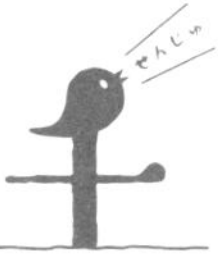

ふりがな

お名前　　　　　　　　　　　　　　男性／女性　　　　歳

〒

ご住所

小社からメールにて新刊やイベントの案内などお送りしていい場合はアドレスをご記入ください。

携帯アドレスはご登録できません

mail

※ご記入いただいた個人情報は、今後の出版物の資料とする以外は使用いたしません。

ご購入いただき、誠にありがとうございます。
著者へのメッセージや今後の出版活動の参考とさせていただきますので、
ぜひご感想、ご意見をお聞かせください。

1　書名

2　本書をお求めになった場所の名前と所在地

3　本書をお知りになったきっかけ

4　ご職業や趣味など、あなたの一言自己 PR をお聞かせください

5　本書の好きな箇所、または著者へのメッセージ、出版社へのご意見などをぜひ

※頂戴したお声は、匿名にて本の PR などに掲載させていただくことがございます。

「しずけさ」と「ユーモア」を大切にする出版社
http://senju-pub.com

センジュ出版
SENJU PUBLISHING

この交通事故をきっかけに僕の中で何かが変わっていきます。それまでの仕事や生活が虚《むな》しく感じられて、２年後に仕事を辞めてアパートを解約し、以前から夢だった渡米を決意したのです。

しかしそうは決めても「本当にすべてを捨てて、行ったこともないアメリカでやっていけるのか?」「これは本当に自分がしたいと思っていることなのか?」などと不安になってしまい、自分がわからなくなってしまいました。

そのとき、思い切って目を瞑《つむ》り、心をしずかにしたのです。それが瞑想をした初めての瞬間でした。本やテレビで瞑想については知っていましたが、実際にだれかに教わったわけでなく、正しいやり方などは知りませんでした。ですが、眼を瞑ってしずかに呼吸すると自然と心が落ち着いてきて、心の中から思いが浮かんできたのです。

「自分の将来の姿をイメージして、将来の自分に聞いてみればいいんじゃないいかな。きっと未来の自分なら答えを知っているはず」

瞑想をまったく知らない当時の僕がそう思ったというのは不思議ですが、そのときは必死でした。自然とそんな方法が浮かんできて、分岐点に立っている自分の姿をイメージしました。目の前にはふたつの道があります。ひとつの道には「日本」、そしてもうひとつの道には「アメリカ」と書いてある看板が立っています。

「日本」を選んだ将来の自分の姿は、日本にいて仕事をしていて、幸せに結婚をして子どもがいて、ふつうに家庭を持っていました。

そして「アメリカ」を選んだ姿は、苦労しながらも勉強して仕事してなんとかアメリカで生活をしていました。経済的にはそれほど満たされている感じではなく、結婚もしていないようでした。

僕はそれぞれの道を選んだ20年後の自分に話しかけることにしました。ひとつ目の道、日本を選んだ自分は無精ひげが生えていて、なんとなく疲れている感じでした。

「家庭はあるよ。でもね、これが幸せなのかなって思うときがあるんだ。あのとき渡米してたら僕の人生はどうなっていたんだろうって、いまでも思うことがあるんだよ」

そんなふうに遠くを見つめる彼の選んだ道は、きっと間違ってはいなかったんだろうと思えました。平凡な、多くの人が選んでいる道です。それでもその力ない言葉を聞くと、「ああ、この人きっと後悔してる」と思えたのでした。

それからふたつ目の「アメリカ」の道を選んだ20年後の自分と話をしました。

「もう、楽しくて楽しくて、しょうがないんだよ」

目を輝かせてそう言う彼の嬉《うれ》しそうな笑顔をいまでも覚えています。彼の姿は光り輝いていて、後光が射しているように眩《まぶ》しく見えました。その姿を見ていると自然と涙が流れてきて、僕の選ぶ道はこれしかないと思えたのでした。

それが僕の人生で初めて、瞑想をして「たましいの声」を聴いた瞬間でした。

そして迷いがなくなった僕は、アメリカに行く決意をしたのです。

アメリカで出合った瞑想

アメリカに移り住んでからは、それまでの自分の生き方に気づくことになりました。「社会の一員として認められなければ自分の存在理由がない」と思って、それまで周りに合わせて相手の反応ばかり気にしていた自分がいたのです。そしてそれから何年もかかりましたが、やっと「人に合わせることではなくて、自分が感じること」が大切なんだと、「感性」の大切さがわかるようになりました。

25歳から20年以上の間、僕はアメリカで過ごしました。ハワイ州にある大学に入学して、卒業後はカリフォルニア州のシリコンバレーでウェブデザイナーやＩＴ関係の仕事をしました。働き始めてすぐに結婚したのですが、うまくいかずに数年後に離婚。そしてそれがきっかけで、心の内にこもるようになってしまいました。

当時、僕はうつだったのだと思います。それまでできていたことが急に手につかなくなってしまいました。そんな状態のまま数年間を過ごして38歳になり、「いまだったらなんとなく前に進めそうな気がする」と思えるようになったころ、瞑想の学校に出合ったのです。

ある朝、通勤路で『メディテーション』（瞑想）と書かれた看板が目に飛び込んできました。それまでも毎日通勤途中に目にしていたはずなのに、そのときまで気がつきませんでした。きっとすべての物事には正しいタイミングというのがあって、あれが僕にとってそのときだったのだと思います。そしてその瞑想の学校（＊バークレー・サイキック・インスティテュート＝ＢＰＩ）に通うようになって、僕の気持ちは次第に明るくなっていきました。いま思えば、メディテーションとの出合いは、僕の人生のターニングポイントでした。

＊ＢＰＩ（バークレー サイキック インステチュート）…天才的なサイキックと言われたルイス・ボストウィックが40年以上前にカリフォルニア州バークレー市に創設し、世界的に有名な多くのヒーラーやチャネラーを輩出した、全米でも屈指の超能力開発学校

ＢＰＩでは、瞑想を通して潜在的な能力を引き出し、日々の生活に役立てることを教えています。そこで瞑想やヒーリングを学んだ僕は、その上のクレアボヤンスプログラム（透視能力開発プログラム）を受講することにしました。あとで聞いたのですが、そのプログラムを受講希望して卒業できるのはほんの1、2％ほどの人たちだったそうです。

それでも僕が卒業した年には30人ほどの卒業生がいて、創立からのトータルでは5000人ほどの卒業生がいます。教師の層も厚く、在籍していたときには約30人以上の優秀な先生や助手が教壇に立っていました。

ＢＰＩのクレアボヤンスプログラムでは、「クライアントの方々に透視能力

を使い、見えた事柄を言葉にして伝える」というスピリチュアル・カウンセリングをインターンとして行ないます。僕も先輩やクラスメイトたちの横に座って一緒にカウンセリングをするのですが、英語もさほどうまくなかった僕は彼らのように流暢《りゅうちょう》な言葉が出てきません。

「流れるような英語が出てこなかったら、的確にポイントを指し示すような言葉を紡いで伝えればいい。それには、人の何倍も、だれよりも努力しなければ」そう考えた僕は、寝る間を惜しんで練習を重ねていったのです。

たましいの言葉

プログラムを受け始めたころは、どうすればいいのかわかりませんでした。気持ちばかり焦っていたのですが、ある女性のカウンセリングで「ふっ」と力が抜ける瞬間があって、そのときに突然、子どもの姿が見えてきたのです。

「もう亡くなっている男の子だと思うのですが、その子とあなたの関係はとても特別な、大切な関係だったようです」

男の子の姿を見ながら、僕はそう口にしました。

「その言葉の意味が、とてもよくわかります。あの子が生まれたとき、わたしはとても幸せで特別な気持ちでいっぱいになったんです。ずっと昔から知っていたような、懐かしくて嬉しい気持ちでいっぱいになったのを覚えています。でも5歳になる前に、突然病気になって死んでしまって。あっという間でした」

僕の言葉を受け取ったその女性は、懐かしそうに昔を思い出しながら、そう言いました。

このとき僕は、「特別」と言うだけでは説明し切れない、もどかしさを感じていました。本当はふたりが「前世からの知り合いだった」などと、もっと伝えたいことがありました。それなのにうまく言葉にすることができず、じれったい思いを抱えていたのです。

（亡くなっている子がいて、その子が何かを伝えようとするだなんて、そんなこと、あるわけがない。見えたと思ったのは、ただの想像だ）

そんなふうに否定する気持ちが僕のどこかにあって、世間の常識を持ち出して、僕の感性をブロックしていたからだと思います。だから、感じたことを十分に言葉にすることができなかった。

このときの僕は、心の壁を取り払って、深い言葉で人とつながるということが、そして、だれかのたましいと深いレベルでつながるということが、怖かったのだと思います。それまで人と深く付き合うのを極力避け、自分のたましいでさえも深く理解するということを避けていたのですから、当然と言えば当然なのかもしれません。

そして僕はこのとき、「自分を知るのが怖かったのは、弱い自分を認められなかったからだ」ということに初めて気づいたのです。

しかし、どうにか伝えることができた僕のつたないメッセージに、彼女は心を動かしてくれました。亡くなった男の子も、最愛の子どもを亡くしてしまったこのお母さんも、彼らが確かにそこにいて、「ふたりの間には愛があった」ということをだれかに知ってほしかったのだと思います。

時が経って愛する人が亡くなっても、愛はいまでもそこにある。人が死んでも愛は消えずに、いまここに生きる人に「生きる力」を与えてくれている。そんなことを思うと、僕は自分の心の壁やとらわれている常識、プライドなどを手放して、このことを伝えなくてはいけないと思うようになりました。

カウンセリングでは、僕が見えたことや感じたことを、丁寧に言葉を選んで紡いで伝えるようにしました。すると、多くを語らなくとも、また、ほんの数分間という短い時間であっても、僕の話をクライアントさんが身を乗り出して真剣に聞いてくださるようになり、僕自身、その人たちのたましいと深くつながる実感がありました。このような経験は、それまでの僕の人生を振り返ってみても初めてのことでした。

人と深くつながるのを極力避け、社会とつながることを避けていたそれまでの自分。そして自分の心の中にさえ壁をつくって、本当の自分の心に目を向けず、耳を傾けずにいた自分。僕はいつの間にか、「なんのために生きるのか？」という問いの答えを見失っていました。

しかし、僕の言葉に感動して涙を流す人が目の前にいる。そのことに、僕のほうこそ感動し、そして生きる希望を持てるようになったのです。彼らの涙はまるで、僕の渇いた心に染み入っていくように感じました。

――ああ。遠回りしたけど、やっと僕は居場所を見つけたんだ。

そうやって、生きる実感を持てるようになったのです。

結局のところ僕のたましいは、初めから人とつながることを望んでいたのです。自分の存在を認められ、人の役に立てる喜びを知ると、生きる力になる。そう僕に教えてくれたのは、他ならぬ、僕の声を頼りに僕を訪ねてきてくださったアメリカで出会った方々でした。

スピリチュアル・ミッドワイフとは

40歳くらいのとき、僕が子どもたちに好かれているのを見ていたローズというBPIの校長が、僕のことを「スピリチュアル・ミッドワイフに向いている」と気づいてこのプログラムをすすめてくれました。

「スピリチュアル・ミッドワイフ」、僕はこれを日本語にするときに「たましいの助産師」と呼んでいます。助産師と言っても医学的な知識、技術を持っているわけではないので、生まれてくる赤ちゃんを直接取り上げることはしません。ふつうの助産師と違い、出産の現場に居合わせて直接手助けしたりはしませんが、出産時やその前後にご家族を精神的にサポートしたり、ときには別室や遠く離れた場所から妊婦さんやそのご家族、お腹の中の赤ちゃんの気の流れを整えたりします。

あとで聞いたのですが、そのプログラムを卒業して「スピリチュアル・ミッドワイフ」の資格を修得した男性は、僕が初めてだったようです。そのころは「勧められたのだから何かあるのだろう」程度にしか思っていなかったのですが、出産前後や出産時の妊婦さんのヒーリングをするうちに、お腹の中の赤ちゃんはお母さんの気持ちの動きにとても敏感だということがわかりました。

スピリチュアル・ミッドワイフの役目は、主に「幸せなお産のサポート」や、「家族関係のサポート」をすることで、瞑想を通して家族全体をよりよい方向へと導いていくことです。お腹の中の赤ちゃんが身体的に、精神的に不安を抱えているような場合には、赤ちゃんだけでなく家族の状態、とくに赤ちゃんのお母さんとお父さんの状態を見せていただき、みなさんの気を整えていきます。

気の流れを整えたとたん、それまで難産に苦しんでしたお母さんからすんなり赤ちゃんが生まれることもありました。ある晩のこと、僕がいつものようにクレアボヤンスのクラスに行くと、先生が僕を待っていたように話しかけてきました。

「ちょうどよかった。妊婦さんがいま分娩室《ぶんべんしつ》に入ったところなのよ。遠隔で彼女と胎児の気の流れを見てくれない？」

そう言うと彼女は僕を別室に連れていき、マタニティ・カウンセリングの準備を始めました。

しばらくの間瞑想をすると、分娩室の彼女とお腹の中の赤ちゃんのイメージが見えてきました。詳しく見ていくと、難産のようでなかなか赤ちゃんが出てこない様子です。その原因を探ってみると、どうやら赤ちゃんとお父さんとの関係がギクシャクしているのがわかってきました。「きっと赤ちゃんは、将来のお父さんとの関係を恐れて、生まれる力が弱まっているのだろう」と感じたので、

「大丈夫だよ。安心して生まれておいで。僕がなんとかしてあげるよ」

と、赤ちゃんの持っていた「恐れの感情」を手放させていきました。

するとその瞬間に赤ちゃんが生まれたようで、すぐに出産したと連絡が来たのです。そのとき僕は、いのちの神秘を感じないではいられませんでした。

スピリチュアル・ミッドワイフのサポートは、出産前にご夫婦の気持ちをひとつにしたいとお考えの方、あるいは高齢出産をされる方や、流産などを経験されている方、子どもを愛せないと感じている方、家族で一緒に成長したいと考える方々などにはとくに、高く評価していただいています。

以下は、実際に日本でマタニティ・カウンセリングを受けた方からいただいた感想です。

「出産は夫婦で臨むものと気づかされました」

Sさん・30代

妊娠中に体調が不安定になって手足がかなり冷えたとき、タイミングよく上田先生を紹介していただいて、マタニティ・カウンセリングを受けました。

そのときに先生は、胎児の言葉を伝えてくれました。その言葉を自分自身へのアドバイスとして受け取ることで、自分を大切に思う気持ちが高まりました。

そして出産までに夫婦で解決すべき問題なども教えていただき、私たち夫婦の気持ちが胎児に大きく影響するというのを知って、子どもを産んで育てるという気持ちと思いが確かなものとなり、親としての自覚が芽生えたように思えます。

カウンセリングをきっかけに主人の意識も大きく変化して、夫婦としての考え方に歩み寄りが出てきたことも嬉しかったです。そして私の心も主人の仕事も安定し、出産の準備が整っていきました。

この女性は数ヶ月後には無事に出産を迎えることができたのですが、出産というのは人智を超えていると常々感じます。赤ちゃんをご希望されていてもなかなか妊娠しにくい方もいらっしゃいますし、不妊治療を止めたとたんに妊娠された方もいらっしゃいました。

自分自身や赤ちゃんの声を聴いて、そのたましいの声に向かって話をしてあげると、人とつながる喜び、たましいとつながる喜びを感じることができます。

お母さんや赤ちゃん、ご家族が幸せな気持ちに包まれていくと、おのずと出産は落ち着くのです。たましいの助産師をいまも多くのご家族が必要としていただいている理由は、そこにあると思います。

シリコンバレーから日本へ

アメリカのカルフォルニア州北部、サンフランシスコの南部には、シリコンバレーという、多くの半導体（主原料がシリコン）メーカーが集まる場所があります。アップルやグーグルなども拠点を構えるこの地は、ＩＴ企業の聖地として有名です。

25歳のときからアメリカに住んで、紆余曲折《うよきょくせつ》ありながらもハワイにある大学を卒業したのは32歳のときでした。

「卒業したらどうしよう。日本に帰ろうか」

そう迷ったのですが、それでも、

「もう少しアメリカで頑張ってみよう。以前住んでいたサンフランシスコへ帰ろう。シリコンバレーで働こう」

と考え、大学卒業時に就労許可がもらえたこともあり、僕はシリコンバレーで働き始めました。当時はインターネットが普及し始めたころで、ウェブやコンピューターの知識が少しでもあれば重宝された時代だったのです。


当時、心がくじけそうなときに思い出したのは、25歳のときに瞑想して聞いた、「楽しくて楽しくて、しょうがないんだよ」という、将来の自分の言葉でした。それはきっと、うまれるときに決めてきた「いのちのやくそく」と言えるもので、その将来の自分の姿は、当時の僕の励みとなっていたのです。

シリコンバレーは、常に新しい人々のエネルギーを必要としています。若い技術者たちが世界中からやってきて新しい技術を開発し、投資家たちがその技術にお金を投資していきます。そんなシリコンバレーに長年住んで、44歳になったころでした。僕は当時契約社員としてスタンフォード大学でウェブサイトを制作していたのですが、横で働いている30代前半くらいの同僚の仕事ぶりを見ていて、「これはもう僕ができる仕事を超えている」と実感したのです。

ＩＴ業界では技術の進歩がすさまじく、次から次へと新しい技術を学ばなければいけません。経済や仕事の浮き沈みも激しく、「この業界ではもう無理かもしれない」と思い始めていたこともあり、僕はいつしかなんのために学ぶのか、なんのために働くのかがわからなくなっていました。バレーを離れる多くの優秀な技術者たちの中にも、そんな「自分を見失ってしまった」ことがきっかけとなった人たちが少なくないと思います。

技術者が去っていっても、新しい技術者たちが次々とバレーにやってきます。それはまるで古くなった車のパーツが捨てられ、新しいパーツに交換されていくかのようです。

「僕は交換のきく機械のパーツじゃない。血が通って生きている人間なんだ」

そう感じて、「僕にしかできないことをしたい。スピリチュアル・カウンセリングを自分の仕事にしよう」と思うようになっていったのです。

いま思うと、「自分にしかできないことを」という考えは、シリコンバレーという、サンフランシスコ、ベイエリアの環境によって育まれたように思います。男女同権運動、学生運動、黒人人権運動、ヒッピー文化、ゲイパワー、コンピューター、ソフトウェア、インターネット、スマートフォン、自己啓発教育、サイキック教育など、サンフランシスコ周辺は例を挙げたらきりがないほどの新しい技術や、これまで世に出ていなかった学問、運動が次から次へと生まれては広まっていった発信地なのです。そんな土地のエネルギーもあって、「これまでの世の中になかったことを、日本で広げていこう。瞑想は絶対に日本人のためになる」という思いが、僕の中に育っていきました。

20代のころはそれほど感じていなかったのですが、アメリカの地に長く住めば住むほど、僕は日本が好きになっていきました。アメリカにあっても日本の文化や日本人の優しさに触れるたびに、「やっぱり僕は日本人なんだ」と実感して、自分のアイデンティティーを感じて安心したのです。

とはいえ、そのときには生活の基盤がどっぷりとアメリカになっていて、働くのも生活するのもアメリカが過ごしやすく、あまりにも離れてしまった日本は僕にとって異国となっていました。知り合いも少なく、生活もしにくい日本で仕事をするというのは不安でした。

それでも25歳のときに英語もろくにわからず、所持金もあまりない状況でなんとか生きてきたことを思うと、「日本語も通じるし、なんとかなるだろう」と気楽に感じて、「何が起こるんだろう」とワクワクしました。

思えば僕は、困ったときにはいつも瞑想をして切り抜けていました。アメリカに行くと決めたときも、日本に帰ると決めたときも瞑想をして、自分の心の深いところにある「たましい」の声を聞き、「大丈夫だ」と安心して前に進めたのです。

「あなたはいま、幸せですか？」

たましいの声は、いつもそうに僕に聞いてきます。

「もしその道を選ばなかったら、それでも僕は幸せでいられるのだろうか？」

僕はそんなふうに自分の心に問いかけて、世間や常識にとらわれない「僕にとって正しい道」を選んだのです。そういうときは理由もなく、「それをしなければいけない」という気持ちがうまれます。

「日本に帰る」と決めたあのときも、同じような気持ちを感じて前に進んだのですが、それからあれよあれよと人とつながることになり、すべての物事がスムーズに動き出しました。

7章　こどもたちのみらい

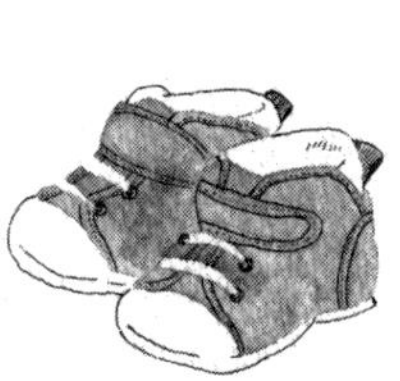

「だれかを幸せにするために」

これはたましいの本質であり、赤ちゃんは、そう思って生まれてきます。そしてそのだれかというのはほとんどの場合、お母さんやお父さんです。

生まれるという奇跡

これまで多くの妊婦さんに関わって感じるのは、いのちが「生まれる」というのはそれだけで奇跡なのだということです。

「陣痛が始まって、救急車で病院に搬送されています」

「いま、病院の分娩台の上にいます」

などと電話やメールで連絡が来ることもあり、その場合はすぐに瞑想をして、遠隔でお腹の赤ちゃんの声を聴いていきます。

「僕は大丈夫だよ。安心して」

感覚を研ぎ澄ましていくと、そんなふうに赤ちゃんの声が聞こえてくるように感じます。

赤ちゃんやお母さんが不安で心の整理がついてないような場合は、不安の原因となる気を見つけ、整えて動かしていきます。そんなサポートをしていくと、赤ちゃんはとても敏感に反応して、すぐに元気に生まれてきたりするのです。

これまでにお会いした妊婦さんの中には、高齢出産、妊娠中毒症、破水してしまって流産を覚悟していた方、出血してしまった方、胎児が重くて下に下がって早産の恐れがあった方、心配や不安を抱えていた方など、さまざまな方がいらっしゃいました。

そんな大変な妊娠や出産を乗り越えて、無事に赤ちゃんを出産されたとお聞きすると、言葉にできない幸せを感じて、貴重な経験をさせていただいた気持ちになり、奇跡のような出産の中にさまざまな人間模様を垣間《かいま》見て、人間の本質を考えさせられるのです。

知人の紹介で、妊娠中毒症で流産の危機があると言われていた妊婦さんにお会いしたことがありました。40歳を過ぎた高齢の方でしたが、何年かの不妊治療を経て、治療を止めたとたんに妊娠したそうなのです。

きっと藁《わら》をも摑《つか》む気持ちでいらっしゃったのだと思います。どうしても産みたいと思い、彼女は自分の勘を信じて僕のところに来てくれたのです。それはお腹の中にいた赤ちゃんの思いを感じたからなのかもしれません。

妊婦さんは妊娠している時期、勘が鋭くなるようです。それは、それまで持っていた価値観が目に見える現実的なものから、いのちやたましいという目に見えない事柄にシフトしていくからかもしれません。

彼女には、出産時にも離れた場所からヒーリングをさせていただきました。高齢出産ということもあり帝王切開で出産となりましたが、無事に元気な女の子が生まれました。お母さんや家族の方々はもちろんですが、無事に生まれてくれたときには僕も感激で、いのちの神秘を感じないではいられませんでした。

それから1年ほど経ったころ、このお母さんと赤ちゃんにまたお会いしたのですが、不思議なことに赤ちゃんが何かを伝えようと僕の顔をじっと見るのです。そして僕が席を立って帰ろうとすると、大声で泣き始めました。まるで出産のときのことを覚えていて、「もっと話がしたい。別れたくない」と言ってくれているようでした。後ろ髪を引かれる思いでその場を離れたのですが、そのときの別れを惜しむ赤ちゃんの泣き声は、本当に愛おしく感じられました。

「わたしはどうしても生まれたい。生きたいんだ」

お腹の中の赤ちゃんと向き合っていると、そんな言葉が聞こえてきます。いのちが生まれるという、その深い意味を考えさせられると、「赤ちゃんの思いを助けてあげたい」という気持ちがわいてきます。

数年前、NHKの「あさイチ」という番組で放映された番組では、「出生前検査」について「出生前検査でお腹の中の胎児がダウン症と判断されたとき、あなたならどうするか？」という難しいテーマを取り上げていました。胎児が81分の1の確率でダウン症と診断された東尾理子さんと夫の石田純一さんが勇気を持って出演されており、おふたりの心の中の葛藤や周りの人たちのさまざまな反応が取り上げられていて、大変興味深い内容でした。番組の中では、ダウン症の胎児を対象とした妊娠中絶などについても紹介されており、倫理的にもいろいろと考えさせられたのでした。

これまでたくさんのご家族とお会いしましたが、中でも、Cちゃんの家族はとくに印象に残る家族でした。

それはCちゃんがまだお母さんのお腹の中にいたころのことです。ある日、Cちゃんのお母さんが街を歩いていると、明らかにダウン症とわかる子どもを連れたお母さんが反対側から歩いてきたそうです。

「あんな子どもには生まれてこないでね」

お母さんは思わず、お腹の中のCちゃんにそう言ったそうです。

それまでお母さんは妊婦健診のときに、エコーでお腹の中のCちゃんの写真を撮っていました。いつも顔が正面を向いていたのですが、その日を境にCちゃんは顔を反対側に向けるようになったのです。そして羊水検査をしたところ、お腹の中のCちゃんが「21トリソミー、ダウンシンドローム」だとわかります。それを聞いたお母さんは、妊娠中絶をしようかどうしようかと悩んだそうです。

しかしお母さんはご友人の励ましもあって、気を強く持って出産することを決意しました。出産して子どもの顔を見た瞬間、嬉しさで気持ちがいっぱいだったそうです。それでもCちゃんのお祖母さんは、初めはCちゃんを受け入れることが難しかったようで、お母さんは家族にも受け入れてもらえず、近所の人にも相談できず、家の中にこもってしまいます。家から出かけるのは病院へ検診に行くときだけという生活になってしまいました。

お母さんは出産という大変な時間の後でも、不安な気持ちを抱えたままでいました。生まれてきたCちゃんも、そんなお母さんの気持ちを察していたのでしょう。僕がCちゃんに出会ったのは、生後4ヶ月のそんなころでした。

Cちゃんは、顔の筋肉の動きに微妙な震えがありました。身体も少し縮こまっているようでした。何かに怯《おび》えているような、不安を抱えているような感じで、息も絶え絶えでやっと呼吸をしているというような、弱々しい感じに見えました。しかし、手を顔の上にかざすと、顔の筋肉が少しずつ柔らかくなっていくのを感じました。

「大丈夫だよ」

心の中でそう言いながら身体に気を流そうとするのですが、Cちゃんは心に壁を作って開こうとしない様子です。

「この子、なんて言っているかわかりますか?」

そうお母さんが僕に聞きました。

僕は耳を澄ましてCちゃんの声を聴きます。そして少し間を置いてから、

「『わたし、生きていていいのかな?』と言っているようですよ」

と、言葉にして伝えました。

すると突然、お母さんの目から涙が流れてCちゃんの服の上にポタリと落ちたのです。その瞬間、Cちゃんが抱えていた何かが解き放たれたようでした。

「オギャー。エンエン。オギャー。エンエン」

それまでやっと息をしていたようなCちゃんが、突然大きな声で泣き出したのです。その泣き声は心の中に抱えていた感情があふれ出てくるような嗚咽《おえつ》でした。

「お母さん。苦しませてごめんなさい。こんな身体で生まれたくなかったよ。ちゃんとした身体で生まれてきて、お母さんに喜んでもらいたかった。死んでもいいと思ったけど、本当は生きたかった。お母さんと一緒にいたかったんだ」

僕には赤ちゃんの泣き声が、そんなメッセージに聞こえたのです。Cちゃんは心を閉ざして、お母さんの気持ちに添いたかった。きっとお母さんの不安な気持ちや中絶を考えたことも知っていたのだと思います。お母さんのことを思う気持ちでいっぱいだったのではないでしょうか。

それでも、生まれるということ、生きるということをお母さんに喜んでもらいたかった。自分が生きているということに意味を持ちたかったのです。

Cちゃんは、それから5分以上もの長い間、泣いていました。

「もう抱いていいですよ」

泣き止んでからそう言うと、お母さんはCちゃんを腕の中に抱き上げました。

「わぁ。なんて軽い」

Cちゃんは、それまで抱えていた感情を涙と一緒に手放して、身体も軽くなったようでした。それまで心の奥に押し込んでいた気持ちが、思いっきり弾け飛んで出ていったようでした。Cちゃんがそんなに大きな声で泣いたのは、そのときが生まれて初めてだったそうです。

それからCちゃんの家族は、Cちゃんをしっかりと育てていくと決心しました。そんなお母さんとお父さんの気持ちに応《こた》えようと、Cちゃんも生きる気力を強くしたのだと思います。

それから何度かCちゃんに会いましたが、Cちゃんは会うたびに元気になっていきました。目がクリクリとして愛くるしい表情になって、何かを我慢するような感じはなくなっていきます。成長のスピードも思ったより速く、お母さんも、

「可愛くて、可愛くてしょうがない」

と満面の笑みを浮かべるようになったのです。

Cちゃんのお母さんからは、以下のようなコメントをいただきました。


まず最初に上田先生にお会いしたときのことが印象的でした。娘を見て、すごく我慢をしているとおっしゃって、手を背中にかざされました。

すると、それまであまり泣くことのなかった娘が大声で長く泣きだしたのです。娘はそれまで我慢していたようで、泣くことで初めて感情を表現したようでした。そしてそれ以降は、好奇心旺盛《おうせい》な愛らしい表情を見せるようになったのです。

わたし自身はプログラムを受ける前まで、とにかく不安がつきまとい、「何か娘にいいことをさせなければ」という気持ちでいっぱいで焦っていました。しかし、先生と出会ってからは少しずつですが、娘に過度な期待を押しつけたり、焦燥感にかられたりすることが少なくなっていったように思います。

そして娘の努力している姿を見て、周囲も娘を受け入れるようになりました。娘は4歳（2016年現在）となり、これからどのように成長していくのか楽しみです。

ダウン症や障がいを持つ子どもを育てるというのは、健常児を育てるのに比べて大変な苦労や労力が必要で、経済的にも負担があると思います。そうしたお子さんを受け入れられずに苦悩される家族の方々もいらっしゃいます。

それでもそうした状況での育児を通して、幸せを感じている家族もいるということを知っていただきたく、ここでご紹介させていただきました。障がいを持っているお子さんを迎えたからこそ、家族の在り方を思い、幸せな家族となっていった方々も、間違いなくたくさんいらっしゃるのです。

たましいを前にして嘘はつけない

生まれるときや死んでいくとき、わたしたちはたましいの存在に改めて気づかされることがあります。それに加えて女性にとっては、妊娠しているときにも、たましいの存在を近くに感じる方がいるようです。

考えてみると、自分の中にもうひとりのたましいが宿るというのは不思議なことですが、妊娠期はたましいを感じるのに最も適している時期とも言えます。自分のお腹の中にいる赤ちゃんと会話ができる機会というのは、人生の中でそうそうあるものではありません。

たましいと会話するときは嘘《うそ》がつけません。自分の思っているすべてが伝わってしまいます。ですから、自分の心の深いところに隠れている感情に気づいて、「これはなんなのか？　どうしてそう感じるのか？　この原因や理由はなんなのか？」と思いをめぐらせることもあるでしょう。そんなときは、抱えている心の傷を手放せるチャンスとなるかもしれません。こうして自分の深いところにある気持ちとつながれるようになると、お腹の赤ちゃんとの会話が楽しく、軽やかになっていくのです。

初めて子どもが生まれて、母親や父親になるときというのは、だれにとってもそれまでにない経験です。喜びももちろんですが、不安に駆られることもあるでしょう。「こんな妊婦でいいのだろうか?」「こんな子育てでいいのだろうか?」と自分を疑って、だれかに聞いて確かめたくもなります。お腹の中の赤ちゃんに異常が見られたり、生まれた子どもが何か問題を起こしたとき、あるいはなんの異常がなくても、「わたしのせいかもしれない」と思って、自分を責めてしまうお母さんもよくお見かけします。

こういうときはたいてい、本当はお母さんのほうが「自分の不安をなんとかしてほしい」という助けを求めていて、ご自分でも心の不安がなんなのか理解できずにいるのです。

「こんな母親でいいのでしょうか？」

お母さんからのそうした質問の本質は、「自分の心の中にある不安な気持ちと向き合えない」ということなのだと思います。

お腹の赤ちゃんは、そんなお母さんの不安な気持ちを、ちゃんと感じているのです。そんなふうにお子さんをむやみに不安にさせないためにも、お母さん自身がまず瞑想をして心を落ち着かせて、自分のたましいの声に耳を傾けて理解してあげる必要があります。「自分のたましいに嘘をつかない」ということが、とても大切なのです。

「赤ちゃんはお母さんの気持ちをわかってくれている」そう思って接してあげると、赤ちゃんや自分自身に対しても優しくなれます。たましい同士がつながって、「見えない何か、大きな存在に愛されていて、幸せな気持ち」を感じることができるようになるのです。


赤ちゃんたちは、お母さんのいろんな気持ちを全部知っています。

そう確信している理由は、実は僕が、生まれたときからの記憶を持っているからです。

赤ちゃんのころは何もすることがなく、眠っている時間がほとんどで、退屈で天井のしみや木の節ばかり見ていました。眠るたびに前世の記憶が薄らいでいき、生まれる前の世界と新しい現実世界の情報が交錯して、見える世界と見えない世界の狭間《はざま》にいたような感じでした。

あるとき父が、天井から吊るしてグルグルと回るガラガラの大きなおもちゃを買ってきました。

「こんな子どもだましのおもちゃじゃ喜ばないよ」

僕はベビーベッドの中でそんな生意気なことを思っていました。おもちゃは赤い単2の乾電池を2本入れて動くのですが、乾電池は2日ほどしかもちません。あまり面白くないそんなおもちゃでも、止まってしまうと哀しいものですから、

「止まったよ。電池が切れたよ」

僕はそう言ったのですが、僕の親は、

「何をこの子は泣いているのかしらね」

そんなふうに言うばかりで、僕の言葉を理解できず、寂しい思いをしたのを覚えているのです。


子どもは、お母さんのお腹の中にいるときや生まれた後、親が意思疎通できないと思っている時期であっても、ちゃんと家族のことをわかっています。ですから、お腹の中にいる赤ちゃん、生まれたての赤ちゃんであっても、ひとりの人格として接してあげると、たましいがつながって幸せな気持ちになっていくのです。

赤ちゃんがこれから迎える時代

親子を対象とした瞑想会やカウンセリングをさせていただくようになってから、たくさんの子どもたちに出会ってきました。そんな子どもたちの中でも、いまこの時代に生まれてくる赤ちゃんや子どもたちは、どこか特別だと感じます。彼らの目から、何かを訴えようとする光り方を感じるのです。

ここ数年の間に「明らかに目の輝き方が違う。何かを訴えかけようとしている」と感じる多くの子どもたちを目にしています。また、「赤ちゃんなのに、まるで大人のような考えをしている」と思うこともしばしばです。

このような子どもや赤ちゃんは、内側にあるたましいの光が目の輝きに表れるのだろうと思うのです。それはきっと近い将来に世界が大きく変容する時代が来て、その変化に対応するために赤ちゃんたちが敏感に対応し、これまでの時代よりもより生きる力を高めているからなのだと思うのです。

そんなふうに考えると、いま生まれてくる赤ちゃんたちが迎えるのはどんな未来なのだろうと危惧《きぐ》もしてしまいます。

それでも、わたしたちには新しく生まれてくるいのちや、たましいの輝きを、どんな状況でもできるだけたしかな方向へと導いていく使命があります。赤ちゃんや子どもたちには、困難な時代を生き残るために「たましいの先導者」が必要なのです。


「子どもたちの未来のために」

大人たちがそう思って行動すると、自分や社会を変えるきっかけになるかもしれません。そうやって自分が変わることで、世界が変わっていくのです。

「だれかを幸せにするために」

これはたましいの本質であり、赤ちゃんは、そう思って生まれてきます。そしてそのだれかというのはほとんどの場合、お母さんやお父さんです。

わたしたち大人もみんな、「だれかを幸せにする」ことを望んでこの世に生まれてきた、小さな赤ちゃんだったはずです。人のたましいは赤ちゃんであっても大人であっても、「だれかと心を分かち合いたい。互いに助け合って生きたい」と願うものなのです。

思えば僕は、昔から子どもに好かれていました。とくに他の大人たちにはなつかない、人見知りの強い子どもに気に入られることが多く、そんな子どもたちは初対面なのに僕の膝の上にちょこんと乗ってきては、話をすることもなく、一緒にテレビを見るようなことが何度もありました。

ほとんどの人は、子どものころに持っていた感性をいつの間にか忘れてしまうのだと思います。そういった感性は、大人になるにしたがって価値のないものとして、過去の時間の中に置き忘れてしまうのです。生まれる前の記憶をいつの間にか忘れてしまうのも、そんな理由があるからなのかもしれません。

子どもの心を失ってしまった大人たちは、自分自身の過去を忘れてしまい、生まれてきた目的をいつの間にか見失ってしまいます。そんなときに赤ちゃんや子どもたちのたましいに触れると、自分の心の奥にある「生まれてきた目的」、たましいを感じ、純粋なたましいの存在に還っていけるのです。

8章　ありのままのいのち

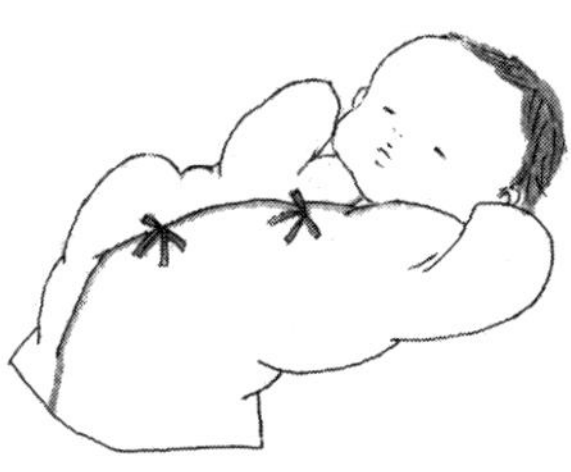

この世界の見えていることだけが、わたしたちのすべてではありません。目には見えない世界というのがあって、そこからわたしたちは前に進む力をもらっているのです。

幸せを感じるために生まれてくる子どもたち

アメリカの著名な作家で精神学者でもあるダニエル・キイスさんは、日本でも何度かドラマ化され広く知られるようになった『アルジャーノンに花束を』の原作者で、２０１４年6月15日に亡くなられました。

「人間の本質とはなんなのか？」をテーマに、「人間は身体だけでなく、たましいの存在であり、その起源はみなひとつのところから来ている」ということを表現し続けてきた彼の業績は偉大で、世界中で多くの人たちが彼の影響を受けました。

「たましいの感じるまま」を大切にしてあげると、それぞれが持っている能力を大きく開花させて成長させることができる。それはたましいの存在に近い子どもたちが成長する過程では大きな助けとなり、きっとそういう思いをだれもが持っていれば、世界が優しい気持ちに包まれていく。ダニエルさんが本当に言いたかったのは、そういうことではないだろうかと思います。

そんな彼の著書から名前をお借りした、「アルジャーノン・プロジェクト〜親子の瞑想セミナー」。これは、子どもたちや親子に、瞑想を通して「意識」「脳」「身体」といった人間の3つの要素を意識して気の流れを整えていくというものです。

詳しくは8章でお伝えさせていただきますが、主に都内の幼児教室などで不定期に開催しているこの瞑想教室も、2016年現在で3年目になりました。年に1、2回開講するのですが、何回も通ってくれるリピーターの親子もいらっしゃって、長い時間をかけて子どもたちやお母さんたちと関わらせていただいています。

子どもが行なう瞑想の時間に、〝「胎内記憶」を思い出す〟プログラムにチャレンジしてもらったことがあります。そのとき「生まれる前の記憶」を聞くと、小学校低学年の子どもたちは結構覚えていて、「頭が上で、逆さまだった」「暗くて暖かかった」「気持ちよかった」などと教えてくれ、中には前世を覚えている子どももいて驚かされました。

「自分が生まれる前の記憶を思い出す瞑想」では、もう少し詳しい話を聞くこともできました。


「遠くから地球を見ていて、黄色い光となって地球に降りてきた」

「天使みたいに、雲の上からお父さん、お母さんを見ていた」

「雨粒みたいな球の中に入って、地上に降りてきた」

「白い服を着ていて、弓矢を持っていた。その弓矢を自分が生まれてきたいお母さんやお父さんに向かって放った」

「時代や生まれてくる国も選べる。双子や三つ子も選べる」


そんなふうに言ってくれる子どもたちの豊かな感性に触れると、「目に見える現実の世界だけがすべてではなくて、目に見えなくても大切なことがこの世界にはある」ということを確信します。そして子どもたちには、目で見えることだけに振り回されることなく、自分の感性を信じて強く生きてほしいと思うのです。

4年生の女の子のお母さまからのメールをご紹介します。セミナーで瞑想をして、お腹の中に入る前の記憶、胎前記憶が蘇《よみがえ》ってきたそうです。

「弓矢でママをねらったの」

Iさん・30代

娘は、「パパとママが、ビルのようなマンションの建物の部屋でソファーの前でお腹をおさえながら話していた」のを思い出したそうです。「ママやパパを選んできてくれたの？　覚えてる？」と聞くと、

「覚えてる。みんな白い綿のような衣を着ていて、顔はみんな同じような顔で、宙に浮いていて、周りは濃い青いような、無限に広がっているところに無数の赤ちゃんがいて、みんな弓矢をもっていて、無数の扉にいろんなママ

やパパがいて、自分でママを決めたら矢を放つの」

　と、話してくれました。

「1番人気のママやパパがいて、みんなねらってるけど、失敗して、矢が落ちたり、違うママに当たったりするの。アフリカのママたちとか、いろんな両親がいるけど、わたしは日本にしたの。日本と書いてあるわけではないけど、頭の中でわかるの。

　ママをねらった子がいたけど、はずれて、拾いにいったし、わたしはパパの顔のほくろをめがけて打ったけど、ママのお腹に当たって、そのあとは矢の方向に向かって、吸い込まれていくの」

「あとはしばらくお腹にいて、怖い看護婦さんが荒っぽく人の体をふいたりして、なんだか泣きたくなって泣いちゃった」

「面白かった。時代も選べるし、双子や、三つ子、なかには9人くらい次々と、お腹の前に順番に入るの。入ろうとして、自分の前で終わりになって、入れない子もいるんだ。わたしは『恐いから一緒に行こう』とある子に言われたんだけど、ひとりで決めたいから断った。面白かったよ」
「夢かなんだかわからないけど、覚えているよ」
そんなふうに話してくれた娘の目は楽しそうにキラキラと光っていて、聞いていてとても興味深かったです。

「生まれてきた意味を思い出して力強く生きる」というテーマで小学生向けの瞑想をしたときには、何も書かれていない真っ白な本のページをパラパラとめくる音を聴きながら瞑想をしてもらいました。感覚を研ぎ澄まして聞こえてくる音に集中していくと、何も書いていない白紙のページに、さまざまなイメージが浮かび上がってくるのです。

子どもたちはそれまで忘れていた記憶を思い出すように、生まれてくる前の姿や胎内記憶、そして生まれてきた目的を絵に描いて楽しそうに説明してくれました。みんなそれぞれ違ったイメージを見ていて、中には、「いろんな色がたくさん見えた」と色だけの視覚的イメージが見えた子どもがいたり、「お母さんが建物の窓から見えて、お母さんを選んできたの」と話してくれた子どももいました。

そしてみんなが共通して「地球を救うために生まれてきた」と言うのです。子どもたちは、環境問題などに強い興味を持っていて、僕が地球や宇宙の話をすると、身を乗り出して聞き入っていました。

目で見えることだけでなく「感じること」を大切にすると、子どもたちの無限の能力を引き出すのに役立ちます。セミナーの直後には保護者の方々や幼児教室の先生などから、子どもたちの瞑想の成果について、

「顔の雰囲気が変わって、明るくにこやかになった」

「クラスメイトを優しく気づかうようになった」

「集中力がついて成績がよくなった。自分から手を挙げ質問するようになった」

などといったお声をいただきました。

多くの子どもたちが、それまで忘れていた「生まれてきた目的」を思い出し

て、雑念にとらわれず、それぞれの目標に向かって突き進むようになり、さまざまな成長につながったようでした。

瞑想を通して子どもたちや親御さんたちに笑顔が増える様子を見て、「人は幸せを感じる」ために生まれてきたんだと、僕は確信するようになりました。親子の絆《きずな》や愛を感じるときというのは、人がその幸せを最も感じるときなのです。きっと「幸せ」というのは、身近なところやいつも一緒にいる家族の中にあるのかもしれません。

目に見えない幸せな世界

それは僕が、ある男性オペラ歌手の歌を聴いていたときのことでした。

そのオペラ歌手が手を振ってステージに出てくると、小さな男の子がお揃《そろ》いの綺麗なブルーグレー色の服を着て、同じように手を振って後ろからついて出てきたのです。男性が歌い出すと、男の子はステージ台の上に両肘をのせて、歌う姿を嬉しそうに眺めています。そのときの男の子は至福の表情をしていて、本当に幸せそうに歌を聴いていたのでした。

コンサートが終わって、僕はその歌手に話しかけてみました。

「男の子。もう亡くなっていると思うんですが、家族の中にいませんでしたか？」

突然の質問に驚いたようでしたが、彼は「生まれてくるはずだった弟が死産している」ということを教えてくれたのです。

男の子がステージを嬉しそうに見ていたということを伝えると、「母に伝えたらきっと喜びます」と、笑顔を見せてくださったのでした。

そのオペラ歌手の男性は、目に見えない弟さんに応援してもらっていたのです。そして彼だけでなく私たちも、きっと亡くなられた家族やご先祖様からの

「目に見えない」サポートを受けているのです。

縁というのは不思議なもので、お母さんのお腹の中で短い時間を過ごしただけの赤ちゃんであっても、そのいのちは自分の家族をわかっています。流産や死産、そして堕胎を経験されている親御さんなどからは、たいていの場合おだやかで温かいお子さんの雰囲気を感じるのです。

流産や妊娠中絶を経験されたお母さんたちの中には、自分が悪いと責めてしまう方もいらっしゃいます。しかしほとんどの場合は、亡くなられた赤ちゃんたちはおだやかに、幸せそうにお母さんや家族を見守っているのです。

亡くなられたお子さんについて、多くの人が「死んでしまったこと」にとらわれてしまうのも、理解ができます。

僕の母も、生まれてくる予定だった僕の兄を死産させてしまった経験があり、そのことを思うと僕も複雑な気持ちになりました。しかし兄がたましいとなって「幸せそうに近くで見守ってくれている」と思うと、以前より兄の存在を近くに感じるようになりました。

もしあなたが、身近な人を亡くされて悲しんでいるなら「あなたの愛する人は目に見えないたましいの存在となって、あなたやご家族に助けが必要なときに、そっと気づかれないように導いて助けてくれている」ということを知ってほしいのです。

人は生まれてくるときに、「自分の人生を選ぶ」と言います。出産の前に亡くなってしまうような短い人生でも、そのことを知って選んできているのです。

いのち短くして亡くなってしまう赤ちゃんは「自分のいのちと引き換えに、お母さんや兄弟、そして家族を守る」と決めて、自ら選んで地上に降りてお母さんのお腹に宿ります。そう思うと、本当に無駄ないのちなどないと思えます。

身体はなくなっても、きっとたましいはそこにいてくれる。お母さんや家族の気持ちに添いたくて、助けようとしてくれている。そう信じると、きっとたましいの役割は何倍も大きくなるはずです。

この世界の見えていることだけが、わたしたちのすべてではありません。目には見えない世界というのがあって、そこからわたしたちは前に進む力をもらっているのです。

「生まれるということ」と「死ぬということ」は、両極にあるようでいて、実は密接につながっています。だからこそ「目に見えない、生まれる前の世界」は、怖くておどろおどろしい死後の世界などではなく、どのたましいもお母さんを探して、家族を探して、生まれることに期待と不安を持っている「幸せな世界」なのです。


これまでいのちをつなげてくれた家族や先祖がいたからこそ、いま、ここに、私たちが存在します。生きて目にしていることがすべてではなく、目に見えない大切な世界のほうがずっと大きくて広いのです。そう考えると、死を忌み嫌う必要もなく、もっと身近に親しみを持って感じられると思います。

いま自分が生きていて、生きていることを実感することができる。そのことが嬉しくて「幸せ」を感じる。そんなとき、「死」は「生」を光り輝かせてくれると僕は思うのです。

子どもの存在をありのままに受け入れる

いのちは奇跡のようにお母さんのもとにやってきます。しかし、そのあとに子どもが生まれ、子育てが始まると、感動が次第に色あせて、日々の生活の中でときに子どもの存在を受け入れがたく感じる日もあるのだと思います。

静岡県で幼児教室に通われるお母さんたちにお話と瞑想をさせていただいたときのこと。参加されたおひとりからメッセージをいただきました。

この方のお子さんは癇癪《かんしゃく》を爆発させてしまう傾向があったので、お母さんは子育てに大変な労力を必要とされていました。精神的にも体力的にもとてもしんどかったと思います。

「子どもを受け入れることができなかったわたし」

Nさん・30代

正直なところ「子どもを心の底から無条件で受け入れる」ということが、わたしにはできていませんでした。子どもが「ふつう」であって欲しくて、「普通学級に入ることができたら、子どもを認めてあげられる」と思っていたのです。

アルジャーノン・プロジェクトを受講して、生まれて初めて、いまの幸せを感じることができるようになり、子どもに対して心から「生まれてくれてありがとう」と思えるようになりました。

「ふつう」なんてことはこの世の中にはなく、一人ひとりを基準にすればいいんだと思え、子どものいいところを見て誇らしく思えるようになりました。

いまでは不満が大きく出てきそうになったら瞑想をして、相手の気持ち、子どもや家族の気持ちを考え、落ち着けるようになってきました。家族それぞれも、自分自身の気持ちを上手に出せるようになってきた気がします。

このプログラムは子どものためというより、自分自身に必要だったのだと改めて感じています。

このお子さんは、感情のアップダウンを繰り返しながら少しずつ落ち着いていったのですが、それはお母さんも同じだったようで、家族全員に何度も気持ちの浮き沈みがあったようでした。それでも「この子どもがいたから家族のあり方を考え、幸せを感じられるようになった」と、前向きに家族の将来を考えることができるように変わっていかれました。

子育てをしていて、どうしようもなく苦しいときが、どなたにも必ずあるのだと思います。気持ちが落ち込んで不満や不安を抱えてしまう、そんなときに涙を流して自分を責め、自己嫌悪におちいってしまい、「幸せを感じられなくなってしまう」のは、とても悲しいことです。

瞑想をして、自分やお子さんのたましいとつながって会話をすると「いつでも、どこでも、どんな状態でも、いま、ここに生きている幸せを感じる」ことができるようになります。そして「自分はなんのために生まれてきたのか」という問いの答えを、瞑想を通して問い続けると、苦しみがすっと、自分の中から流れ落ちていくことに気づくことでしょう。

ここではもうひとり、お子さんのことで悩まれたお母さんをご紹介します。

このお母さんは、年少児のお子さん、Sちゃんがおそらく自閉症ではないかと思われ、僕のもとで親子のスピリチュアル・カウンセリングを受けられました。このときに「発達障がい」と呼ばれるお子さんと、僕は初めて出会うことになるのです。

そしてこのSちゃん親子との出会いをきっかけに、僕は手探り状態で親子の関係を少しずつ学ばせていただくようになりました。Sちゃんの場合、約半年間にわたり、数回、親子のスピリチュアル・カウンセリングをさせていただき、親子で行なう瞑想方法をお伝えしました。

子どものことを思うあまりに、お母さんはかなりストレスがたまっていた様子でしたので、まず最初にお母さんにカウンセリングを受けていただきました。もう少し肩の力を抜かないと、いい方向に進まないと思ったからです。

「わたしが死んだ後、この子はどうなるのかしら」

お母さんはこのとき、「強迫観念」や「なんとかしなくちゃ、でも何をしていいのかわからない」という気持ちが常にあって、いつも他の子と比べてしまっていたようでした。

それが数ヶ月後には「Sちゃんのことで悩むことがなくなり、肩の荷が下りて、これからのSちゃんの成長が楽しみになった」という言葉を聞くことができました。楽な気持ちでSちゃんを見守ることができるようになり、将来の希望を持てるようにまで変わっていったのです。

いつもそばで子どもの成長を見ていたお母さんでしたが、瞑想を通してご自身の心の成長にも気づくようになり、幸せを感じられるようになったようです。「母親が子どもを思う無償の愛」は、時間をかけてゆっくりと、ご自身をも成長させてくれていたのです。

このことをきっかけとして発達が気になる子どもたちと知り合う機会が増えていくと、彼らの多くはピュアで汚れのないたましいを持っていると気づかされました。彼らは目に見える存在よりも、たましいでつながって感じることに価値を見出しているということがわかっていったのです。そして多くの場合、そのような子どもを持つ親御さんたちは、その価値に気づいていないようでした。

子どもたちが感じていることやちょっとした動き、考え方の成長に気づかないままに他の子どもと比べてしまい、「できない子ども」として「あきらめて」しまっている親御さんたちがとても多いと知り、僕は驚くと共にとても悲しくなりました。そして少しでもそのような考えを、幸せな思いへ変えてほしいと、

１６４ページで触れた、「アルジャーノン・プロジェクト」を立ち上げることにしたのです。

そしてじつは、このプロジェクトが生まれた背景に、僕自身の体験が大きく影響しています。

父の思い

30代のころ、離婚をきっかけに頭の中がショートして脳の回路が壊れたような状態になり、うつになってしまったことがあると、すでに書かせていただきました。

そのとき、それまでふつうにできていた暗算ができなくなったり、以前の記憶がすぐに思い出せなくなったり、人の名前がすぐに出てこなくなったりと、急にできなくなったことが増えました。

僕はそんなときに出合った『アルジャーノンに花束を』を読みながら、「どうしたら主人公のチャーリーのように、自分の脳がもっと動くようになるのだろう?」と考え、僕なりに仮説を立てて確かめていきました。

「意識」は「脳」を動かしている。そして「脳」は「身体」を動かしている。だとするならば、「意識」を強くすれば「脳」はもっと動き出すに違いない。

そう考えて、瞑想を通して自分自身の「意識」を強めていったのです。その結果、「脳」は動き出し、僕のうつは改善していきました。

そのような自分の経験を、瞑想に応用できないものかと考えたのが、「アルジャーノン・プロジェクト」で、当初は「発達が気になる子どもたち」に向けたものでした。後に「この活動を通して培った経験やノウハウは健常者の親子にも役に立つ」と思うようになり、「アルジャーノン・プロジェクト」は親子の瞑想セミナーとなっていったのです。

子どもたちと一緒にいる時間に現実から目をそらしてしまって幸せを感じることができないのなら、それはとても悲しいことです。

それが瞑想を行なうことで、ちょっとした子どもの成長を自分のことのように一緒に喜べて、幸せな気持ちになれるのだとしたら、家族にとってとても素晴らしいことではないでしょうか。

親と子どもが一緒に成長する機会が持てて、家族としての在り方、そして生きる喜びと幸せを家族みんなで感じられるとしたら、それは何事にも換えられない経験になると思うのです。

なぜ僕がこんなにも発達に悩みを抱えるお子さんたちへ思いを馳《は》せてしまうかというと、僕自身のことと重なるように思えるからです。

もう20年以上も前に亡くなった僕の父は、当時東京でひとり暮らししていた僕に会うたびに涙が出たそうです。若いころはその涙の理由がわかりませんでしたが、いまでは父の気持ちが理解できるようになりました。

僕が美大を目指して東京でひとり暮らしを始めようとしたときも、アメリカに行こうとしたときも、頑として反対し、聞き入れようとしなかった父。ただの頑固な親父としか思っていなかったのですが、そうではなかったのです。

中学生のころ、僕はネフローゼ症候群という当時難病に指定されていた腎臓《じんぞう》の病気になってしまい、1年近く入院していました。その間、僕は嫌がっていたのに父は毎日病院に見舞いに来てくれました。退院してからの僕は中学、高校と計6年間以上も体育を見学しなくてはならず、過度な運動も一切できませんでした。好きな長距離走を泣く泣くあきらめたりもしました。

あのころは自分のことで精一杯でわからなかったけれど、いまなら父の気持ちが理解できます。あのとき、父は僕の身体を気づかってくれていたのです。

小さいころから虚弱体質で何をするにも体力がなかった僕を見ていて、

「俺が死んだら、この子はひとりでやっていけるのだろうか」

きっとそう思って僕を心配していたのでしょう。だから体力を必要としそうなことには極力反対して、それでもどこかで僕を信じて涙し、最後には応援してくれていたのです。

発達が気になる子どもたちとその親御さんたちに関わるようになって、それまでわからなかった父の気持ちが痛いほどわかるようになりました。

「僕が出会った子どもたちは小さいころの僕で、そして親御さんたちは、あのときの僕の父なんだ」

そう思えるようになったのです。

「僕に何かできることがあるなら、なんでも協力したい」

と、あのころの父の思いと似た気持ちを、僕はいつも抱いている気がします。

9章　しずけさのなかでめをとじる

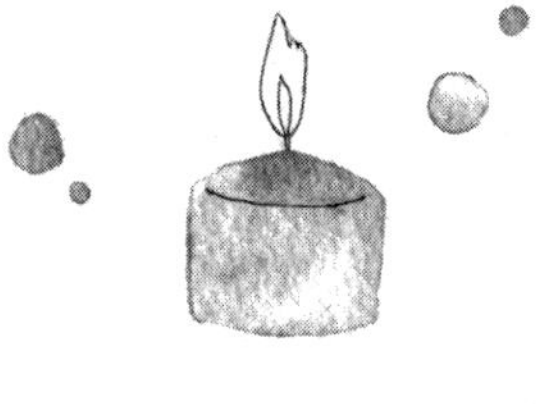

するとすべてのものごとに神が宿っているという、日本古来からの「八百《やお》万《よろず》の神々」という考えの意味が、なんとなく理解できると思います。古代の日本人は瞑想をして、ものや空間、そしてあらゆるものごとに通じ合い、万物に神やたましいが宿ることを知っていたのです。

子育てに不安を感じたら瞑想を

妊娠してお母さんになったと知った瞬間から、多くの方々は大きな喜びに包まれると思います。しかしその一方で、心と身体に生じるさまざまな変化に戸惑って、負担を感じるお母さんもいるかもしれません。

現代は核家族化が進んで、孤立してしまうお母さん方が多く、ネットの膨大な情報やさまざまな価値観に基づいた育児論に触れ、「さらに子育てを不安に感じてしまう」という声もしばしば耳にします。

いったん悩みや不安のループの中に入ってしまうと、次から次へと不安な気持ちがわいてきて、まるで迷路の中に入って抜け出せないように思えてきます。そういうときというのは、心が助けを求めているときですから、サインを見逃さず、耳をふさがず、しっかりと心の声を聴いてほしいのです。自分のたましいが何かを訴えるべく、「向き合って話をしたい!」と叫んでいるその声に、そっと耳を傾けてみてください。

そんな心の声をどこかへ押し込んで、忘れて否定しようとしても、その声は消えることなく助けを求め続けてきます。別のものや何かを手に入れて心をごまかそうとしても、結局心は落ち着くことなく、悩みや不安を深めるばかりなのです。

そんな心のサインに気がついてなんとかしたいと思ったら、しずかな場所で目を閉じて、瞑想することをおすすめします。

「自分の心が何を感じていて、どんな思いを持っているのか? 何に執着していて、その理由はなんなのか?」

そんなふうに心に問いかけて考えていくと、心の声が少しずつわかるようになります。すると「本当の自分は何を感じていて、何がしたいのか?」を理解することができて、どうすればいいのか判断できるようになっていくのです。

地に足をつけるグランディング

実際の瞑想をどのように行なえばいいか、少しご説明させていただきます。

僕は「グランディング」と言って、地に足をつけ、地球とつながることに意識を働かせる瞑想をおすすめしています。

・瞑想は、いつでも、どこでもできるのですが、なるべくしずかな場所が望ましいです。寝る前や朝起きたときなどの時間帯はおすすめです。

・椅子に座るのが基本ですが、座るのが難しい場合などは、自分のできる範囲でできるだけのことを、無理なく行ないましょう。

・椅子に座るときはできるだけ背もたれに寄りかからず、背筋をまっすぐにします。

・足の裏はべったりと地面につけます。これは地に足をつけるという意味です。

・手は太ももの上に置きます。このときに右手と左手をつなげずに、てのひらを上に向けるのがコツです。そうするとエネルギーが流れ出し、抱えているストレスや雑念が、文字どおり「手放されて」いきます。

・自分の呼吸に意識して、ゆっくりと息をします。

ここまでは瞑想の準備です。この先が瞑想の本質です。しっかりとイメージしていきましょう。

・目を瞑って、尾てい骨から地球の中心に向かって、金色のしっぽが伸びていくイメージをします。このイメージが、地球とつながるグランディングの特徴です。

・自分の意識を頭の中心に集中していきます。すると「いま、ここに生きている感覚」を感じて、「何かにこだわっている執着」が落ちていきます。

・そして大きな風船の中に入って、座っているようなイメージをします。この風船をオーラと言います。
・オーラの風船の中にある、自分の抱えている悩みや苦しみ、いろいろな気を見つけて、手放して、地球の中に落としていきます。
・最後に宇宙から金色の、やさしい光が上から降り注いできて、オーラの風船が金色になって自分が癒されて守られていくイメージをします。

この流れをおよそ5分くらいで行ないます。長時間できればそれに越したことはありませんが、最初のころは無理をせず、5分くらいの短い時間を毎日繰り返すのが続けるコツです。慣れてくると、30分ほどがあっという間に過ぎていきます。

一度だけではなかなか気づきにくいと思いますが、毎日繰り返すと少しずつ変化を感じられると思います。

この瞑想を試した方の中には、次のような変化があった方もいらっしゃいました。

・落ち込むことが少なくなって、物事をポジティブに考えられるようになった
・ストレスを感じてもすぐに落ち着けるようになった
・楽しいと思えることが増えた
・人間関係、親子関係が変わってきた
・仕事に変化が出てきた
・身体の調子がよくなった

このような変化や出来事が自分の身に起きたなら、そのときは感性が鋭くなってきている証拠です。そんなときは、それまで気づかなかった自分の長所や正すべき点などがわかるようになるかもしれません。そのような気づきはすぐに忘れてやすいものなので、気づいたことを書き留めておくといいでしょう。

「妊婦さんには火事を見せてはいけない」などと昔から言われていますが、本当は「妊婦さんが強いストレス・恐怖・不安を持つと、胎児に影響を与えるか

もしれないので配慮しましょう」という意味なのだと思います。つまり、昔から「妊婦さんには人一倍配慮が必要」と言われていたのです。

そうは言っても妊娠中や産後の時期というのは、ストレスや不安に駆られることは少なからずあると思います。そして子育てをしているお母さんならなおさら、心が安定しない時期があるでしょう。

そんなときには目を瞑って、心の奥にあるたましいの声を聴いてみましょう。

「あなたはいま、幸せですか？」

そんな声が聞こえてきて、自分自身の心を見つめ、整理できるようになるのです。具体的な方法は次のようにしていきます。

1．191ページの瞑想と同じように進めます。

2．目の前に椅子が一脚あるのをイメージします。

3．その椅子の上に、あなたが話をしたいと思っている人の「たましい」をイメージして座らせてあげます。対象は、お腹の赤ちゃん、まだお話しができない赤ちゃん、小さいころの自分自身でも大丈夫です。

4. まず、「こんにちは」と言って「たましい」に挨拶をします。椅子に座っている姿や心の状態はどのような感じなのか、わかってあげましょう。

5. 気の趣くままに会話をして構いませんが、時間は5分程度が適当で、あまり長い時間行なうのは避けましょう。

6. オーラの風船の中に座っている自分をイメージします。そして相手も同じようにオーラの風船の中に座っているのをイメージします。

7. 相手のオーラの中に、苦しみや悲しみ、ストレスを見つけたら、ボールを落とすようなイメージで地球の中に落としてあげます。

8. それぞれのオーラの風船が、優しい金色の光に包まれていくのをイメージします。

9. 最後に、相手を抱いて、ハグをしてあげましょう。「たましい」を感じて幸せな気持ちになれると思います。

このように瞑想をしていくと、すべてが許されて「幸せ」な感覚に包まれていくのがわかると思います。

これまでに起きてしまって、過ぎ去ったことは変えようがありませんが、いまの気持ちや心の状態は「あなたしだいで変える」ことができるのです。

自分を変える勇気が出てくると、前に進む力がわいてきます。どこでも、どんなときでも、どんな状態でも、幸せを感じられるあなた自身を感じてみてください。

また瞑想をすると、誰かと喧嘩したり、気に入らない相手のことが頭に浮かんでくることもあります。嫌いな人というのは往々にして自分自身を写し出す鏡であり、自分の内にある嫌いな部分と同じものを持っているのです。そしてそれは、自分の中で存在を認めたくない部分なのです。

嫌いな相手というのは自分の嫌な部分を見せてくれています。だからこそ嫌いな「相手のことを感謝の気持ちをもって受け入れる」ように瞑想していくと、相手と自分の中にある嫌なところが客観的に見えてくるのです。

相手の嫌な部分を許していくと不思議と自分のことも許せるようになって、心の中のわだかまりが手放せていきます。瞑想が終わるころには、嫌いな性格、嫌だと思っていたこと、何かへの執着心などから解放されて、癒されている自分を感じるようになるでしょう。

そうやって家族、友人、地域の知り合い、嫌いな人、そしてまったく知らない人、世界中の人々、と少しずつ思う相手の範囲を広げていくと、自分の中にある複雑な感情が少しずつ和らいで、シンプルに整っていくのです。それはつまり、人を大切に思う気持ちが、結局は自分自身を大切に思う気持ちと同じものなのだと気づかされるためです。

ストレスを地球に流す

このように、「グランディング」には、地面や地球とつながるという意味があります。似ている言葉に「アースをとる」というものがありますが、一般的に洗濯機やエアコンなどの電化製品などに帯電する電気を地球に流すという意味です。電化製品にアースをとらないと、余計な電気が帯電して壊れてしまったり、触ったときに電気が身体に流れて体調を崩してしまいます。

人間の身体もプレッシャーやストレスが溜まると、電化製品が帯電するような状態になって、身体の調子が崩れたり病気になったりしてしまいます。

そんなときにはグランディングをして心を落ち着かせ、アースをとって身体に溜まっているストレスを地球に流すと、心が落ち着いてきて本来の自分に戻って身体も楽になっていきます。

グランディングを行なうと、この世界での自分の本当の存在意義がふつふつとわいてきます。生まれてきた目的や生きている意味が頭の中に浮かんできたり、生きている実感がわいてきたりして、心が満たされる感覚を覚えます。そう感じるのはおそらく、この地球と一心同体のようにつながっている自分を感じて、大きな視点から客観的に自分を見ることができるようになるからだと思います。

地球を大きな生き物だと考えてみると、その上に住んでいる人間を含むすべての生き物は、地球のそれぞれの細胞の一つひとつだと考えられます。

老いて古くなった細胞がみずからのいのちを終えて消えていき、新しい細胞にいのちをバトンタッチしていくように、人間もいのちをまっとうして、新しく生まれてくる次の世代につないでいきます。そう考えると、地球の細胞である私たちが新しいいのちにつなぐということは、地球そのものの成長を意味しているのです。

人が抱えるストレスは、細胞の働きを鈍くさせるウイルスのようなものであり、それは健全な地球の成長を妨げてしまいます。だからこそこの地球は、私たちのストレスや感情、そしてその成長を妨げる事柄をすべて洗い流し、癒そうと働いてくれるのです。

森林浴をしたり、小川のせせらぎに耳を傾けたり、自然の中では自分の抱えている悩みや思いが小さく思えてくることがありませんか？　それは地球のたましいの一部を感じ取って、本来のあなた自身に戻っていくのを感じるからでしょう。

46億年前に生まれた地球という生き物の本質がまだまだ解明されていない中、地球とつながることの本当の意味や結果は、私たちにとってまだまだ未知数なものです。

しかし、グランディングを行なうと、生き物や人間を含んだ地球上の生きとし生けるものの本質について気づかされる気がします。瞑想をしていると、きっと近い将来に、瞑想を通して宇宙や生き物の存在意義の秘密を解き明かしてくれる人が出てくるのではないかと思うのです。

空間の声にも耳を傾ける

瞑想をして思い浮かべる対象を広げていけばいくほど、その回数を重ねれば重ねるほど「感謝の気持ちが自然に生まれてくる」とみなさん口にされます。そんな気持ちになると、この世界のすべてがつながっていることに気づき、ささいな不安に振り回されずに、自分の中の軸がしっかりとしていくように感じられます。

敵対する人もなく、嫌う相手も恨む相手もなく、自分のすべてが許されておだやかな気持ちになり、心や身体が整って、満ち足りていることを感じられるのです。

そんな気持ちを持つと、人間や動植物以外にも、山や海、空気や太陽、そして空間に対しても思いを馳せて瞑想できるようになります。ものや自然や空間にさえたましいが宿って、いのちを持っていると知り、それらがいきいきと見えてくるかもしれません。

するとすべてのものごとに神が宿っているという、日本古来からの「八百万《やおよろず》の神々」という考えの意味が、なんとなく理解できると思います。古代の日本人は瞑想をして、ものや空間、そしてあらゆるものごとに通じ合い、万物に神やたましいが宿ることを知っていたのです。

僕は、幼児教室や住まい、そしてレストランなど店舗のインテリアデザインを依頼されることがあります。そのとき最初に、「空間にもたましいが宿る」と思い瞑想をします。そこに宿るたましいの気持ちを「こんな空間にしたい」

というテーマやコンセプトの言葉に換えて、イメージを膨らませていくのです。「なんのために、どのような目的で、どのような気持ちを大切にする空間にしていくのか?」などと瞑想をしながら、空間に宿るたましいと話をするのです。これは、人が「生まれてきた目的、生きる目的、社会との関わり合い」などを明確にしていくのと同じです。

空間のたましいやコンセプトを明確にしていくと「空間が生きてきて、方向性も変化」してきます。そしてその変化は、そこに集う人たちや運営する人たち、そして働く人たちや訪れる人々の気持ちをも変えていくのです。

これは家族が住む「家」にも同じことが言えます。「空間にいのちを迎え入れた」ご家族にとって、「その住居でどんなふうに日々を過ごしたいのか、どんな家族を目指したいのか、そのためにはどんな空間にしたいのか、空間は何を望んでいるのか?」などと、瞑想を通じて耳を傾けて「空間に宿るたましいの声」を聴いてみましょう。

そのように瞑想を通して、自分や家族の在り方、みんなの共有する空間の在り方に思いをめぐらせていくと、みんなの心が豊かになるのを感じられるようになりますよ。

人がこの世に生きる目的というのは、「幸せを感じる」ことです。そしてその幸せは、人やたましいとつながればつながるほど感じられます。「たましい」が宿る空間に集う人々は、その空間にいることで、人やたましいとのつながりを感じて、「幸せ」を感じるものなのです。

10章　みえないものをしんじる

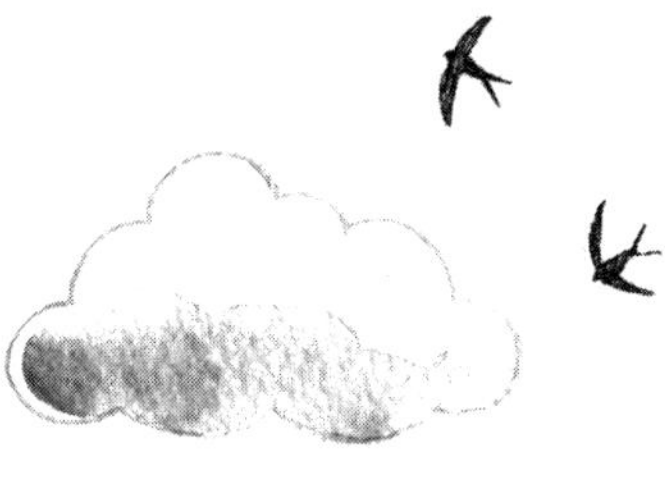

生きているということは幸せなことです。生きているから、家族や友人と一緒にいて、幸せを感じることができる。

だからこそ、あなたが生きているいま、目の前の家族や愛する人を大切にして、自分の心の声に耳を傾けて、幸せを感じてほしいと、心から思うのです。

地球という船のクルーたち

家族とは、クルーを乗せて大海原を進んでいく船のようなものです。家族にもさまざまな形があるように、船にも小さい船や大きい船があります。ひとり乗りの小舟もあるでしょうし、大家族が乗るような大型客船もあります。

そして人生と同じように、海の状態もときにおだやかだったり、ときには大荒れで大波に襲われたりするかもしれません。

家族全員が同じ船に乗るというのは、この一瞬の時間だけで、やがて子どもたちは大海原の中をそれぞれの小さな船で出航して漕ぎ出していきます。

そんなさまざまな困難の中を、それぞれの船はどう乗り越えていけばいいのでしょう。

乗船しているクルーの気持ちが通っていないと、ちょっとしたミスが原因で船は荒波にもまれて沈んでしまいます。そんなときに船長ともいえる家族のリーダーに必要なのは、先々を考えて自信のもとに決断し、家族を引っ張っていく力です。

常に落ち着いてクルーを引っ張っていくためには、地に足をつけた瞑想を行なって、自分自身の意識をいまこの瞬間に集中させるのが効果的です。

瞑想をすると、身体や心に溜まったストレスや感情が外れて落ちていくので、身体が楽になり、心が落ち着き、本来の自分に戻っていきます。すると、この世に生きている意味や存在していることのありがたさが、ふつふつと心の深いところからわいてきます。生きている実感がわいてきて楽しくなっていきます。

家族は船だとたとえましたが、わたしたちは地球という大きな船に、縁があってすべての地球上のいのちと一緒に乗船しました。そういう意味で、地球上のすべての生きものは家族なのです。

そして乗船したわたしたちの役割は、地球を中心にクルーの心をひとつにして、さまざまな困難を乗り越え、よりよい方向へと導き、次の世代にいのちをつないでいくことなのではないでしょうか。

とするならば、瞑想をして地球とつながるということは、

「地球は生きていて、いつも私たちと一緒にいる」

ということを感じて、乗船したメンバーのことを思い、自分自身の生まれた意味を感じて、その目的をまっとうするためにひとつずつ行動を重ねていくということなのです。

わたしたちがいま生きているのは、困難な状況の中でも船の舵《かじ》を切って、これまでわたしたちにいのちをつなげてきた先人たちがいたからです。わたしたちはいのちをつないだ人たちのおかげで生きていて、そして新しいいのちをよりよい未来へとつないでいかなければなりません。

だからこそ瞑想を通して心おだやかに、ご自身やご家族、そして地球の声を聞いて「いまわたしができること」を思い、地球という船を正しい方向へと導

いてほしいと思っているのです。

次にご紹介するのは、月に1回開講している僕の「瞑想クラス」に3年近く通われている方からのご感想です。この方は瞑想を通じて自分や人と向き合う姿勢が変わり、気持ちに余裕が持てるようになったそうです。自分を変えたいと思っている方には、瞑想はそのきっかけを導いてくれるかもしれません。

「教師のわたしに起きた変化」

Iさん・30代

わたしが瞑想の教室に通い始めたのは、育児の悩みがきっかけでした。

わたしはある小学校の教員で、見ている児童の総数は400人になります。その子たち一人ひとりと向き合おうとして自分自身がわからなくなってしまい、仕事と家庭のさまざまな問題に忙殺されていました。

そんなときに瞑想を学び、自分のしずかな時間を持てるようになりました。

少ない日は15分、多い日は3時間ほど、日々瞑想しています。すると、明らかに何かが変化していきました。

それまでは「子どもたちのさまざまな性格を受け入れていた」つもりでしたが、「相手に自分を合わせていただけ」だったと気づき、「自分が子どもの見本となるように変わりたい」と思うようになりました。

そこで、自分の「思い」を軸に授業を進めてみることにしました。

自分が教えるというより「子どもたちが自ら考え、変化していく」のを見守る立場として、「教室という場を作る」ためにできることをしようと考えたのです。

すると、何をしたらいいのか、何を思って子どもたちの前に立てばいいか、何を話せばいいか、また、何もしないということを選ぶほうがよい場合など、そのときどきで、判断ができるようになりました。

問題を抱えている子どもたちにとっても、その場が子どもたちにとって心地よい居場所になるような空間、時間を作ろうと意識していきました。するとそれまで暴言を口にしていた子どもたちも、少しずつ集中して落ち着いていきました。

また、話を聞こうとしない態度を取られても、乱暴な言葉を言われても、怒って自分を見失うようなこともなくなりました。

自分の中の軸を持つことで、日々がおだやかに流れるようになった気がします。同時に日々の業務の効率も上がっていきました。そして不思議と子どもたちが自分のところにやってくるようになって、やさしい言葉や、満ち足りた時間が増えていったことも、驚きでした。

これからも瞑想をして「自分自身とただただしずかに向き合う時間」を大切にしていきたいと考えています。

すべては家族を思う気持ちから

子育てに限らず、生きるということはときに辛く苦しく、悲しい出来事もあるでしょう。それでもどんなに苦しいことがあっても、生きていてよかったと思える日は訪れるものです。

「愛を信じてこの世に生まれ、喜びを知って生きることに感謝する」

赤ちゃんや子どもたちは、そんな大人たちが忘れてしまった「幸せになるために生まれてきた」という目的を教えてくれる気がします。

「自分はいったい、何者なのか？　なんのために生まれてきたのか？」

大人になればなるほど、そのような疑問が浮かんできます。そしてその答えはいくら考えても答えが出ないかもしれません。

しかし瞑想を通して、「地位や名誉や財産、あるいは名前、そして特別な存在だという概念までを全部消し、この世界に自分を執着させているすべてのものを手放して、自分の心を自由にさせていく」と、なんとなく答えが浮かんでくるのです。

それはつまり、お腹の中の、あるいは生まれたばかりの赤ちゃんに還るということ。だからこそ、赤ちゃんと近い距離にある妊婦さんやお母さんには、瞑想して「たましい」でつながることがおすすめなのです。

どんな状況でも周りの人とたましいでつながることができて、自分の心に嘘をつかずに自分の本質を知っている。そしてそれがとても貴重なのだと感じられる、そんな状態に還っていく。

「消えてなくなることのない、永遠なものとはなんなのか?」

そんな問いの答えが、瞑想をするとほんの少しわかってくるかもしれません。

宇宙は、96%の目に見えない物質やエネルギーと、4%の目に見える物質でできています。そして目に見えない部分は、やがて4％しかないわたしたちの世界を飲み込んで終わらせてしまうとも言われています。

そんな「宇宙」という時間と空間は、何もないところに突然創られました。何も意図していないのに「宇宙」ができたとは、到底思えません。きっと〝「意識」と呼ばれるものが「宇宙」を創った〟のではないかと思うのです。

そうした思想は空想の域を超えてはいませんが、「なぜ宇宙がそこに創られたのか？」ということに思いをめぐらすのは、とても興味深いことです。もしそれらが解明されたとしたら、それは人間が創られた過程や秘密、そして「赤ちゃん誕生の神秘」をも解き明かしてくれるだろうと思うのです。

「いのちが育まれ、赤ちゃんが誕生する」

この出来事は、考えるととても不思議です。そして、赤ちゃんが生まれるときというのは、宇宙の始まりによく似ていることに気づくのです。赤ちゃんも

「意識」がはじめにあって、「身体」ができて、そして生まれてきます。
宇宙が誕生するとき、そして赤ちゃんが誕生するときというのは、とても神秘的で神がかり的な感じがします。赤ちゃんを見ると誰もが癒されるのは、そんな神秘的で純粋な意識、つまり「たましい」の存在を自然と感じるからなのかもしれません。

目に見える身体が、わたしたちの存在のすべてなのでしょうか。考えてみると「身体」が生きていられるのは、目に見えないわたしたちの「意識」があるからです。意識が身体から離れた瞬間、身体は死に向かいます。わたしたちはだれでもいつか死んでしまう、消えてなくなってしまいます。そんな消えてなくなってしまう存在なのに、わたしたちはなんのために生きているのでしょうか?

その答えのひとつが、「家族」ではないかと思うのです。

母親が子どもに与える無償の愛。親と子がつながり、家族と心がつながって、たましいがつながる。そうすることでこの世に幸せを感じて、自分の存在価値を見つけて、人は生きる目的を感じるのです。

あたりまえの生活の中に家族がいて、そんないつもと同じ日々が積み重なって、振り返ってみて初めて、幸せを感じるものなのかもしれません。

家族とのつながり、家族を思う気持ちは永遠なもので、人間の本質なのだと僕は考えます。

生きているということは幸せなことです。生きているから、家族や友人と一緒にいて、幸せを感じることができる。

だからこそ、あなたが生きているいま、目の前の家族や愛する人を大切にして、自分の心の声に耳を傾けて、幸せを感じてほしいと、心から思うのです。

目に見えないものを信じる

瞑想をしていると、客観的に自分が見えてきて、存在の小ささや心の弱さを感じることがあります。そんな気持ちを手放していくと、自分が愛おしく思えてきて、この世界の生きとし生けるものに対しても慈しむ気持ちが出てきます。

現代において、女性や子ども、加えて障がいや病を持っている人たちの社会的立場はまだまだ弱いものです。そんな弱者を切り捨ててしまうということは、自分自身の心の弱さを切り捨ててしまうことと同じだと僕は考えています。

もし心の内にある自分の弱さを認めることができたなら、だれもが困っている人を自然に助けることができるようになるのです。

自分の弱いところ、嫌いなところを認めるということは、この地球のどこかで困っている人、苦しんでいる人、そして動物などに手を差し伸べることにつながっています。もし自分の弱さを認められるようになると、あなたは自分のことがもっと好きになれます。そして自分が好きになれると、幸せをどこでも、どんなときでも、感じられるようになるのです。

だからこそ瞑想をして、心と話をして、自分の小ささ、弱さを認めて、たましいが感じる幸せに気づいて、もっとあなた自身を好きになってほしいと思っています。

みんな親になるのは初めてで、戸惑いながらもひとつずつ経験していくもの。さまざまな出来事を通して、自分の親との関係を見直していき、子どもとのつながりを持ち、そして幸せを感じて、みんなで少しずつ成長していくのです。

お腹を痛めて産んだ赤ちゃんですもの、可愛くないはずがありません。それでもときには子どもに辛く当たってしまい、自己嫌悪してしまうのもわかります。そんなときにはぜひ、自分や子どもとの「たましい」のつながりを見直してみてください。

家族の中で、お母さんやお子さんが、そして家族のみんなで瞑想を生活の中に取り入れて「たましい」のつながりを感じることができれば、それぞれが家族の一員であることに幸せを感じられるようになるのです。

目に見えないものを信じる人は、幸せな人です。

だれもがたましいで感じることを信じて、幸せを感じてほしいと思っています。

いまのあなたにしか感じられない幸せが、きっとあります。そしてあなたが自分の内なる幸せに気づいていくと、家族や友人、そして世界中の人たちがあなたの幸せに導かれていくのです。どうかそのことを、ずっと忘れずにいてください。

あなただけが持っている感性が光り輝く幸せとなって、世界を幸せへと変えていくのです。あきらめずに希望の光を見つめていけますように。

僕の心からの願いです。

対談
「たましいがつながる」

同じことを考えていた

池川　最初はSNSでつながっていたんですよね。きちんとお会いして話したのは、2012年ごろでしたか。「スピリチュアル・ミッドワイフって、どんなことをするんですか?」というような話をして。たましいと会話できると聞いていたので、ヒーリングだとかチャネリングだとかができる人なんだろうなぁ、という認識だったんです。それでイベントを一緒にやりましょうということになったんですよね。よく覚えているのが、上田先生が漢字を書こうとしたら漢字の書き順がわからなかったこと。「アメリカ生活が長かったからだなぁ」と思いましたよ(笑)。その点ではアメリカに行っていないわたしも同じですけど(笑)。

一緒にイベントをやっていくうちに、上田先生と接するダウン症の子がはっきりと変わっていく様を見る機会があって、驚きました。それにわたしは上田先生とお会いするまで瞑想《めいそう》ってやったことがなかったので、瞑想を習って、ちょっとたましいがきれいになったかなぁ、と、思ってますよ（笑）。

上田 池川先生のことは講演会の映像を知人に見せてもらっていたので、知っていました。本も読ませていただいていましたし。それ以前は子どもや赤ちゃんとあまり関わっていなかったんですけど、そのころから発達障がいの子どもたちに関わるようになったことで、子どもとのつながりが深くなっていったんです。

発達障がいの子どもとその親のためのＳＮＳページというのがあって、池川先生がそこに参加してくださってから、いろいろとつながりが持てたように思います。あのとき参加されていた方のそれぞれの思いがＳＮＳ上で文字となって、「こんな苦しいことがあった」だとか、「こういうことが辛かった」とか、逆に「気分がとてもよくなった」とか、挙げられていたんです。みなさんが楽しそうにやりとりをしていたのが印象的な集まりでした。

その中で、瞑想を通じて表情がこわばっていたダウン症の子の顔がおだやかに変わったりすることもあって、そうしたケースに、池川先生がびっくりなされた。

いまでは池川先生とあちこちの講演でご一緒させていただいていますが、やっぱり僕がひとりで目に見えない世界のことをお話しさせてもらっても、「本当に?」と、疑われる方のほうが多いです。でも池川先生がご自身の講演会で同じようなことをお話しされたり、ご著書で同じことを書いていることが何度かあって。そのおかげもあって、いままで「信じられない」という思いだった方が、共感を持って僕の話を受け入れてくださることがあります。

池川　たしかにわたしは、上田先生が講演で話されることにまったく違和感がないんですよね。「そうそう、そうなんだよ」と思いながらいつも聞いているんです。上田先生は瞑想とか、スピリチュアル的な立場からお話しされることも多いですが、わたしもお伝えしていることは上田先生と同じ。だから「俺ってすごいじゃん!　たましいと会話ができる上田先生と同じこと言ってるよ!」みたいに嬉《うれ》しくなったりします(笑)。

生まれてくる前の記憶を持っている子どもから話を聞いて、その声を集めていたときに知ったことと同じことをおっしゃっているんですもん。違う手法ではありながら同じことをおっしゃっている方に会うと、自分がやってきたことは間違ってなかったんだと自分で再確認できて、それがとてもありがたかったですね。

目に見えないものの影響

池川　目に見えないものに意識を向けてみると、医師としてお産への考え方もまったく変わってきます。それまでは、お産が無事終わればいいというだけで、極端なことを言えばお母さんや赤ちゃんの気持ちはまったく関係なかった。終わってしまえば、あとはお父さん、お母さんにお任せっていう。

でも、いまはお産の仕方によってどう育つかのほうが大事なんだと本当に思います。出産後にブルーになって親子の関係がよくなくなってしまったりするのはやっぱり残念ですよね。せっかくお子さんを産んでるのに。

産科医は妊娠中は母子に関わることができますが、生まれたあとにできることは少ないです。だからこそ、妊娠、出産のときに最大限できることをお手伝いしたい。出産が10年後20年後の生き方に相当影響しているとわかるから、やれるうちにやっておこうじゃないかと、意識が変わりました。

胎内記憶の研究も、最初は赤ちゃんの声を聞きたいと思っていたわけですけど、だんだんとお母さんとか、旦那さんとか、胎内記憶のことを知れば知るほど、家族がお子さんにどう関わっていくのかという問題にまでたどり着く。お産の広がりが格段に違うんですよね。

上田　僕は生まれたときの記憶があって。身体が弱かったんです。生まれるときに黒い霧みたいなものが邪魔をしていたんですね。自分自身、生まれてからも生きにくいような感じがしていました。その黒い霧というのは、先祖の因縁とか、家族や親の持っている思いとかだったんじゃないかと思うんですけど、これが結局、そのあとの人生にもずーっと影響していたんです。その霧が、赤ちゃんのときに見えて。だから、親や家族の生き方がどれだけ赤ちゃんに影響を与えるものなのか、自分自身が経験したから、わかるんですよね。

たましいのしたいことに耳を澄ます

池川　この本の中でも書きましたが、赤ちゃんやそのたましいというのは、ただ無意味にお母さんのお腹に宿るわけじゃなくて、目的を持っているんです。「いろんな人生を経験したい」という目的を。その目的を果たしてあげるような育児をすればいいのかなと、そんなふうにわたしは思うんですよね。

どんなにたましいだけがあっても、肉体を持たなければ何も経験できません。

いいことも悪いことも、肉体があるから経験できる。経験できない人から見たら「それ、自分がやりたいよ」って思っているかもしれませんよね。

たとえると、山に登って亡くなる人もいるじゃないですか。危険な冬山に登ったりして。登らなくていいのに登るっていうのは、やっぱりそこに魅力があるからですよね。CGで冬山の登山ルートをビジュアルで見ても、登った気にはならない、絶対。やっぱり自分で登りたい、リアルに体験したいんですよ。

そういうことをまさに、たましいもやっているんだと思います。何がいい悪いじゃなくて、すべて経験するためにこの地球に来ていて、その経験をするとどうなるのかを知りたいだけなのかな、と、そんな気がするんですよ。

上田　宇宙というのは、すべてを安定させる方向に向かうようになっているんです。何かをすると、それに反応するものが動いていくわけです。シーソーみたいに。子育てもそれと同じで、やったことが返ってくるんじゃないかなと思いますね。

うちの両親は、僕が子どものころから手かざしで病気やケガを治すことをしていて、うさん臭いなぁと思って子ども心にそれがすごく嫌でした。でも、母はもう40年もこの手かざしを続けていて、僕から見ても、相手の気をちゃんと整えている。続けてみるもんだなぁと感心します。

あるとき、母が調子悪いと言うので僕がヒーリングしてあげたら「どこで習ったんだ」と聞いてくる。「ヒーリングと言って母さんのやってることと一緒だよ」と言ったら「あんたのやってるのと一緒にしないでよ」とぴしゃりと言われました（笑）。

そんな両親のこともあって、じつは目に見えないもののことだとか、絶対嫌だと思っていたんです。でも、アメリカの大学に通っているうちに、意識が変わりました。いまは、この活動もまた、自分の天命なんだろうなと思いますね。

池川　上田先生が目に見えないものを否定していただなんて、いま聞くと驚きですよね（笑）。でも、わたしももちろん、初めから目に見えないものの存在を信じていたわけではない。医学の世界ではむしろ、まだまだ否定的にとらえられています。でも、だからなんだよって（笑）。こんな医者がいてもいいし、何より子どもたちの声を無視して、いのちが生まれる瞬間を手助けするこの仕事はできないと、ますます思いが強くなる一方です。

時代によって、ものごとの善し悪しって、いくらでも変わる。子育てやしつけも、昔でダメだったものがいまはよくなっていたり、もちろんその逆もあるでしょう。時と場所が変われば、常識も変わるということです。だから、お母さんたちは社会やマスコミや親御さん、ときにはご友人やご主人の言葉なんかにもあまり惑わされず、自分がいいと思うことをやるのがいちばんなんです。

自分が思ったとおりにやる。そうすれば、その結果がちゃんと返ってくる。20年後に絶対、あなたがやったとおりの答えが返ってきますよ。でも、どういう結果になるかはわからない。たいていはお母さんが思っているとおりにはならないんですよね（笑）。我が子を立派にしたいと思って育てて、みんな思い描いた結果にならずに、苦労している。そんな中でお母さんが反省したり、後悔することもあるかもしれません。でも、それも、その人が決めて動いた結果であることには違いない。

上田　たしかに、何か外から持ってきた価値観に振り回されたりせず、自分の心の声に耳を澄ませて生きることは大切ですよね。あまりに膨大な情報の中に身を置いていたら、そのことを考える時間もとれず、ついつい、借り物の価値観、借り物の天命を自分の天命だと勘違いしてしまう、だからこそ僕は、お母さんたちにぜひ瞑想をして、自分が何をしたら嬉しいのか、何をしたら幸せなのか、ちゃんと向き合ってほしいなと思っているんです。

結局お母さんは、子どもを通して自分を育てているんだと思うんですよね。子どもが何かひとつ成長したら、親もすごく自分のことのように喜ぶじゃないですか。そして、「わたしはこういうことが嬉しいんだ」とわかると、自分にもお子さんにも、そしてほかの人にも優しくなれる。

子どもがいるっていうのは、自分を変えるきっかけにもなるはずなんです。子育てていくことによって心がもっと豊かになっていく。そんなきっかけが、子育て中はすごく多いんだと思います。子どもがいると、自分を直視させられる機会が多いですから。自分のいいところも悪いところも鏡のように映し出されるから、それに気がつくことで輝きを増してくれることを、たましいは望んでいると思います。

たましいがつながる

池川 子どもたちは目的があってその親のもとに生まれてきたとして、親が育児する中で自分を育て、「わたしは間違っていたかも」、と気づいて反省し、子どもへの接し方を変えたりすることもありますよね。そんなときは、子どものたましいの状態はどうなると思われますか?

上田 僕が思うに、もし子どもが、もしくは親がそれまでの自分たちを幸せじゃないと感じているのなら、親のたましいと子どものたましいの間に壁があるというか、つながっていない状態なんです。それが反省したり、気づきがあると、つながっていくんですよ。

このつながりは、現実社会に目を奪われすぎると切れてしまうんです。どういうわけか、世の中には、こうした壁を作らせようとするものにあふれていますよね。成績、肩書き、収入、学歴、住居の大きさ、保有車の台数、つまり目に見えて、わかりやすく人と比較できるものなど。

池川 ということは、親子や家族でなくひとりずつがばらばらにいる状態は、物質社会の勝利となるわけでしょうか。

上田 勝利といえば勝利かもしれませんが、そこにはたましいの望む幸せはないんじゃないかと思います。たましいは他者とのつながりを感じることで幸せを感じるので、母親と赤ちゃん、胎児が一体感を感じている状態は、たましいがとても喜んでいるときだと思います。でも、それを感じず、つながりを切ってしまって心を通わせない親子もいるわけです。これは妊婦さんに限らず、夫婦、親子、友人、社会、どんな状況であっても、どのたましいも最終的にはつながりを求めているのでつながりが切られることを、不幸に感じるわけです。

池川　なるほど、物質に目が行きすぎるとダメだと。「おもちゃがほしい」とか思い始めると、たましいのつながりが切れそうですね（笑）。上田先生はどうしてたましいの感じていること、たましいが望んでいる幸せを知っているんでしょう？　瞑想すると聞こえるということ？

上田　たましいというのは、人それぞれまったく異なるものではなく、「もともとはつながっていて、同じ価値観を共有している」ものだと思うんです。だから瞑想を通して自分の深いところにある本質的な思いや価値観がわかってくると、まわりの人たちのたましいとつながっていける。自分が望んでいる本当の幸せがわかってくるんですよ。

わたしたちのたましいや意識がいちばん心地いいと思うのは、やっぱり家族の中にあるときなんですよ。家族の中で同じものや価値観を共有していると、自分のたましいが「これでいいんだ」と、安心するんです。これが切れると不安になってしまう。その価値観っていうのは、たとえば、子どもが「これはいいなぁ」って感じたものに対して親がそれを否定せず、認めて誉めていくと育っていくんです。これは奥さんの価値観を旦那さんが、旦那さんの価値観を奥さんが、そして親の価値観を子どもが受け入れて認めてくれるときにも同じ喜びが生まれるわけです。自分の存在意義がわかるというか、「生きてていいんだ」って思うんでしょうね。

それには妊娠中はうってつけで、お母さんのたましいや意識と、おなかの中の赤ちゃんのそれがつながることで、赤ちゃんはすごく幸せになれる、ということなんです。

池川　「こうだから幸せ」とか、「これだったら幸せ」とか条件をつけるのではなくて、「とにかくあなたがいるだけで幸せ」という、無条件につながっている感じでしょうね。いちばん大事なのは、この世にいるという存在を受容されるということですよね。それが安心感になる。親も、子も。

上田　はい。人間というのは、自分が何者なのか、なんのために生きているのか、なんのために死んでいくのかということを、常に自分に問いかけている存在だと思うんです。その目的を、成長するにつれて忘れてしまうんですよね。

生まれたての赤ちゃんは、空の上で自分の天命を信じて降りてきたけれど、お母さんのお腹から出て、お母さんとのへその緒のつながりが切れた瞬間に、ひとりの自分になって、ここにいていいの？　って、困惑してしまう。そんな赤ちゃんにお母さんができることは、「大丈夫よ、あなたはわたしと目に見えないいのちでつながっている、だからそのままでいいのよ」って、語りかけてあげること。そのときに、赤ちゃんはすごく安心して生きていけるんです。生きる理由や価値観がしっかりしてくるんですね。

池川　とするなら、お母さんのいのちとつながっただけで、生きている目的を果たしたようなものですよね。

だれかに自分の存在そのものを喜んでもらう、自分とのつながりを感じてもらう、その幸せを知るために、人生があるのかもしれませんね。

上田　はい、この本を通じて、お母さんたちに自分のいのちを知ってもらい、お子さんたちのいのちともっとつながって、幸せを感じてもらえればいいなと思います。

星とたんぽぽ

青いお空の底ふかく、
海の小石のそのように、
夜がくるまで沈んでる、
昼のお星は眼にみえぬ。

　見えぬけれどもあるんだよ、
　見えぬものでもあるんだよ。

散ってすがれたたんぽぽの、
瓦《かわら》のすきに、だァまって、
春のくるまでかくれてる、
つよいその根は眼にみえぬ。

　見えぬけれどもあるんだよ、
　見えぬものでもあるんだよ。

（『金子みすゞ童謡集』金子みすゞ著より　１９９８年　ハルキ文庫）

池川 明（いけがわ・あきら）
1954年生まれ。帝京大学医学部卒業。産婦人科医学博士。89年、横浜市に開設した池川クリニックの院長。胎内記憶の研究発表がマスコミで紹介され話題に。その成果を医療の現場に生かし、母と子の立場に立ったお産と医療を目指している。出演映画に、『うまれる』（監督：豪田トモ）、『かみさまとのやくそく』（監督：荻久保則男）。現在は胎内記憶教育協会の代表理事も務める。

上田 サトシ（うえだ・さとし）
大阪にある「ヒーリング教室シャスタ」主宰。在米中、バークレー・サイキック・インスティチュート（BPI）において、世界初の男性スピリチュアル・ミッドワイフ（たましいの助産師）の資格を取得。現在はマタニティヒーリングや発達が気になる子どもとその保護者向けの瞑想などに力を注いでいる。瞑想を通して個人の潜在能力を引き出し、存在意義を高めていくたましいの教育者として、講演会や幼児教室の講師向け勉強会などを開催。近著に『パワースポットのつくりかた』（フォレスト出版）。

いのちのやくそく　なんのためにうまれるの？

二〇一六年八月一日　第一刷発行
二〇二〇年六月一日　第四刷発行

著者　池川明　上田サトシ

発行人　吉満明子
発行所　株式会社センジュ出版
〒一二〇―〇〇三四
東京都足立区千住三―十六
電話　〇三―六三三七―三九二六
FAX　〇三―六六七七―五六四九
http://senju-pub.com

編集協力　須川奈津江
装画　江頭路子
装幀　齋藤知恵子
校正　櫻井健司
協力　稲田知明

印刷・製本　株式会社シナノ

ISBN 978-4-908586-01-9
